AF474355

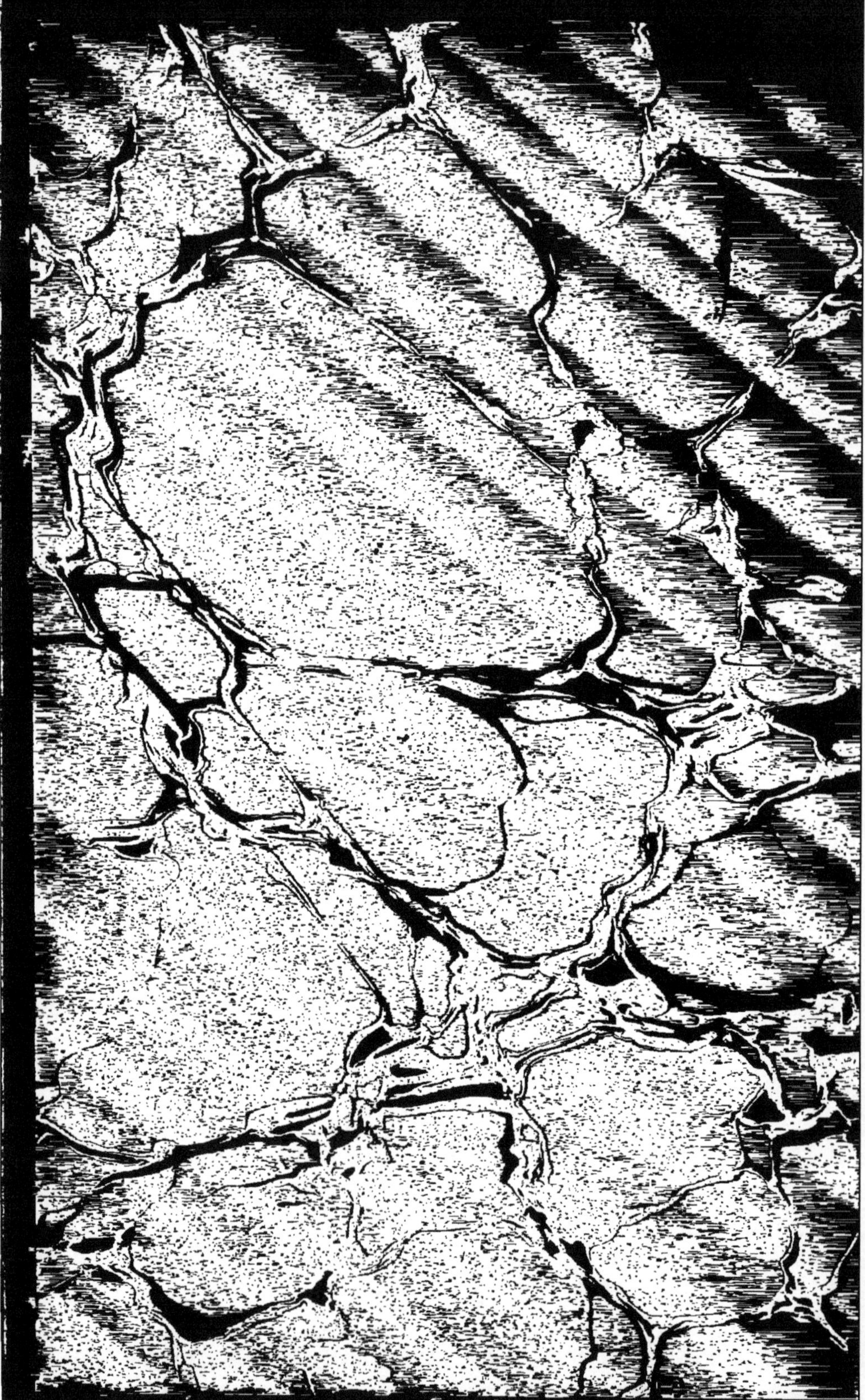

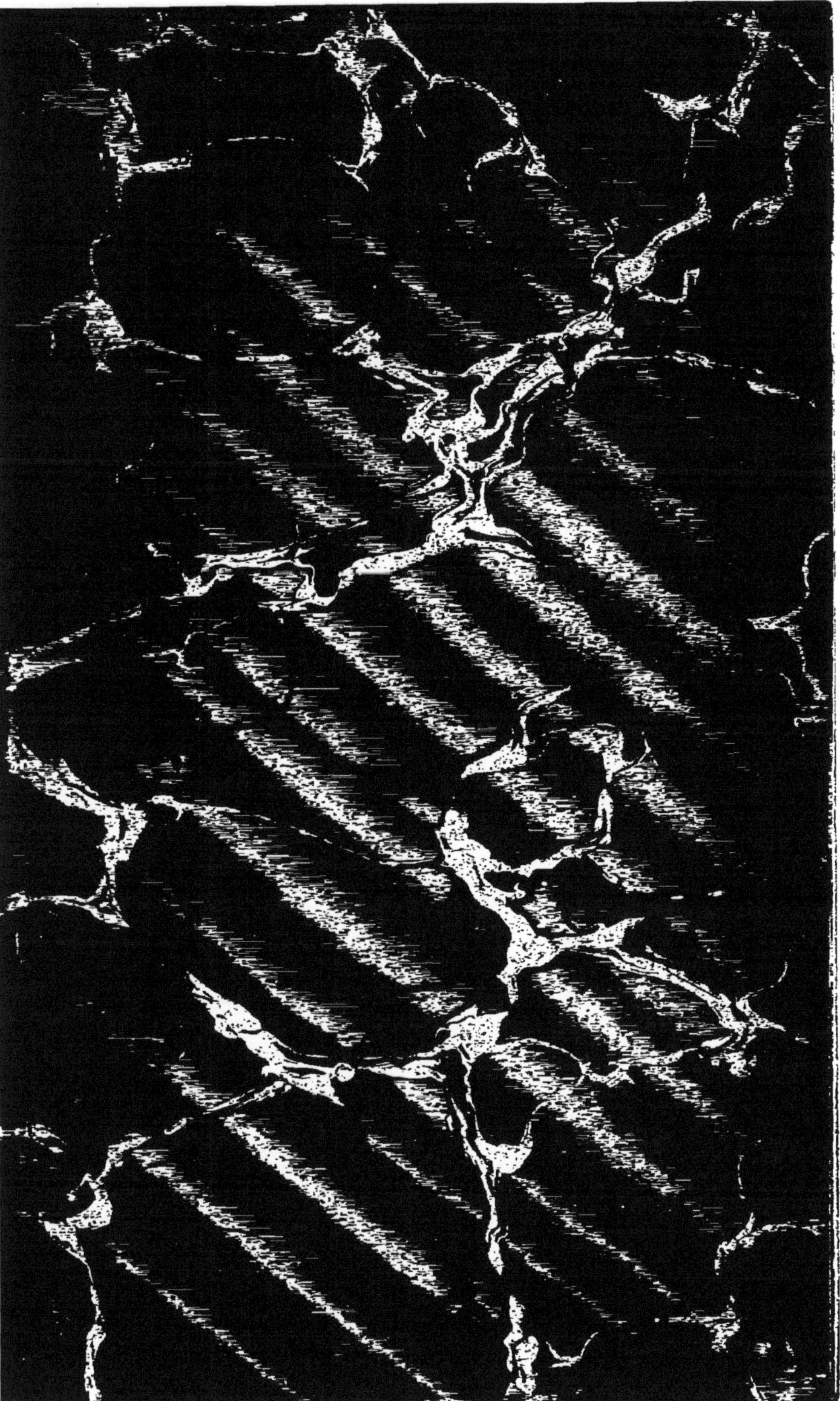

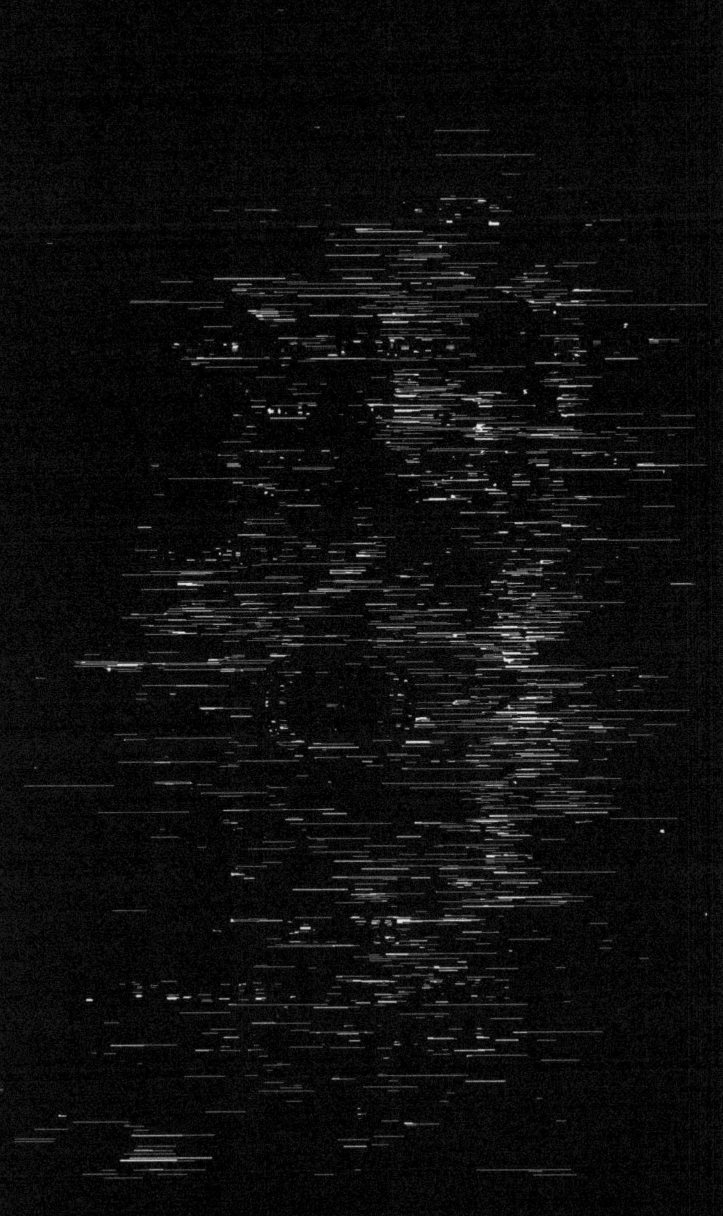

PORTEZ-VOUS BIEN

SIMPLES NOTIONS D'HYGIÈNE

CORBEIL. — TYP. ET STÉR. CRÉTÉ

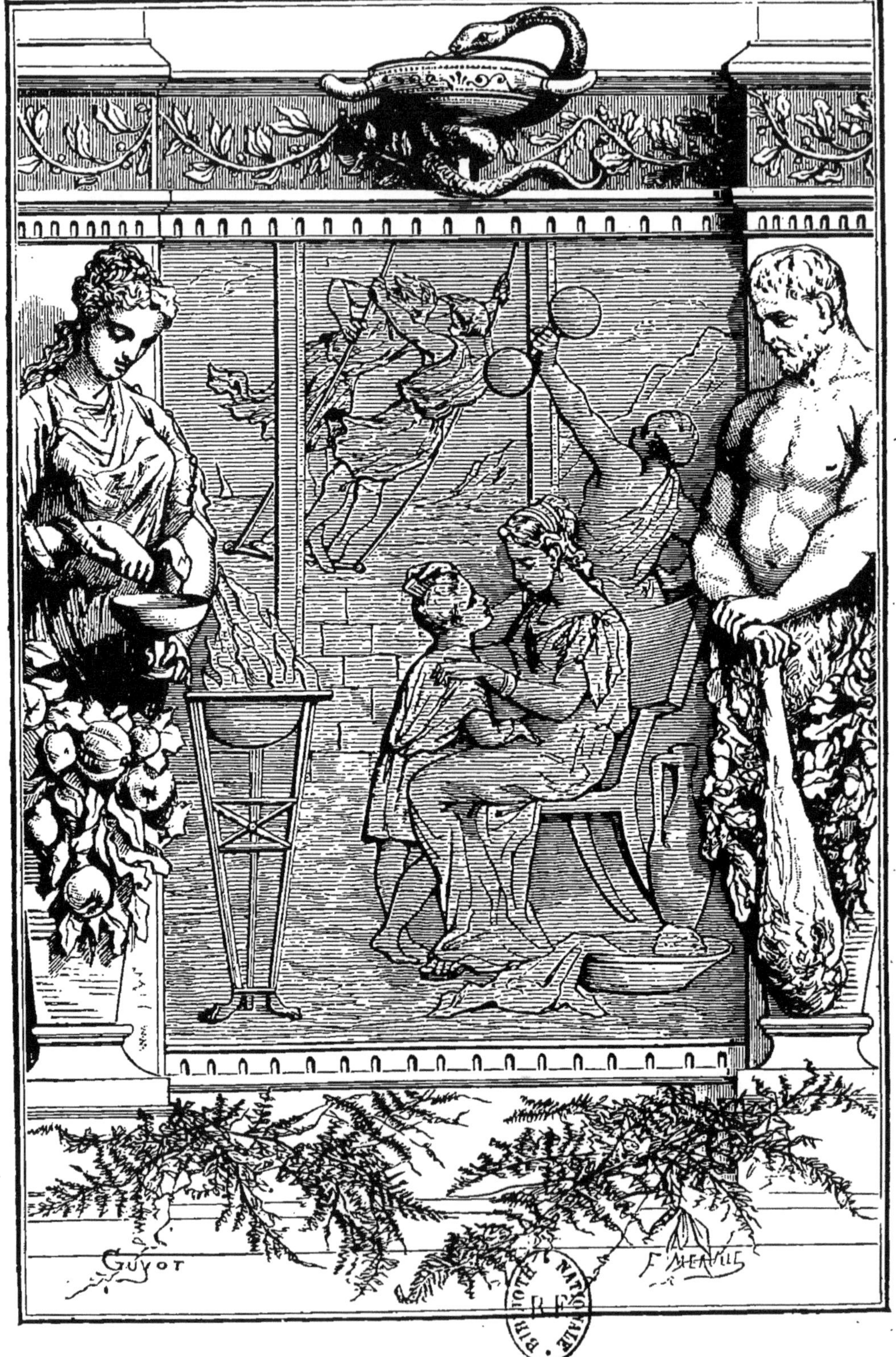
GUYOT

PORTEZ-VOUS BIEN

SIMPLES NOTIONS D'HYGIÈNE

PAR

LE DOCTEUR J. RENGADE

OUVRAGE ORNÉ DE NOMBREUX DESSINS

COMPOSITIONS

De MM. A. Brun, Chapuis, Clair Guyot, A. Martin,
Riquet, Sellier.

GRAVURE DE F. MÉAULLE

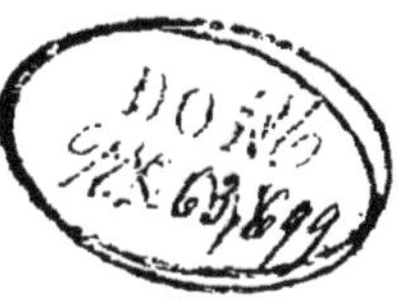

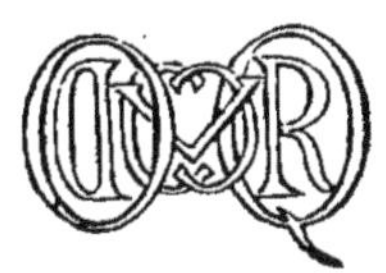

PARIS
LIBRAIRIE P. DUCROCQ
55, RUE DE SEINE, 55

1885

PORTEZ-VOUS BIEN

SIMPLES NOTIONS D'HYGIÈNE

Le travail et la santé sont les conditions essentielles d'une heureuse et longue existence.

On ne travaille ni bien ni longtemps, si l'on n'est parfaitement sain de corps et d'esprit.

Il importe donc, à tout âge et dans toute circonstance, de savoir, avant tout, conserver sa santé.

C'est là ce que l'*Hygiène* nous apprend, et cette science qui nous touche de si près, dans tous les actes de la vie nous devons la mettre en pratique.

Les préceptes de l'hygiène, en effet, se rattachent à tous nos besoins, à toutes les fonctions de notre organisme.

Besoin de respirer, besoin de nous nourrir, besoin de nous vêtir et de nous abriter, besoin d'exercer et de reposer tour à tour nos sens, nos membres, nos facultés intellectuelles.

Nous ne nous maintenons en santé qu'autant que nous obéissons, dans une juste mesure, à ces impulsions physiologiques.

Aussi devons-nous successivement considérer, en hygiène, au point de vue des influences bonnes ou mauvaises qu'ils exercent sur nous dans l'usage que nous en faisons pour satisfaire nos besoins quotidiens :

1° *Les agents atmosphériques;*

2° *Les aliments;*

3° *Les vêtements ;*

4° *L'habitation ;*

5° *L'exercice et le travail physiques ;*

6° *L'exercice et le travail intellectuels.*

AGENTS ATMOSPHÉRIQUES

Air normal. — Ses propriétés. — Ses altérations.

La *respiration* est le premier acte physiologique de l'enfant qui vient au monde ; et de

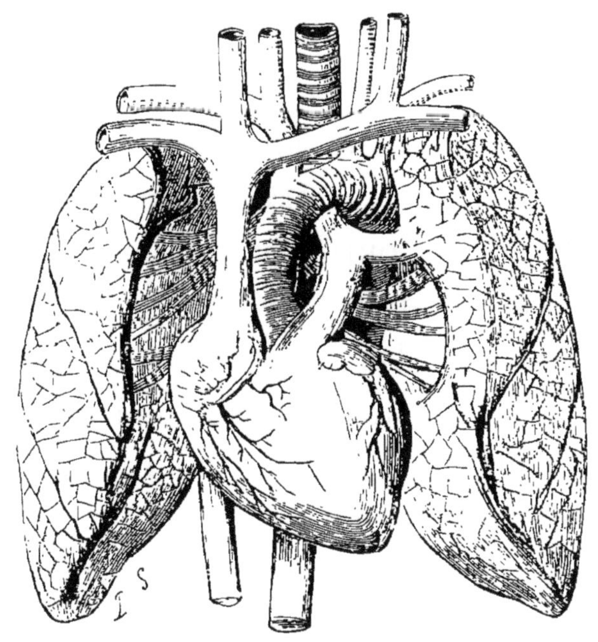

Appareil respiratoire. — Les poumons et le cœur.

même qu'elle est la première exercée de toutes les fonctions, elle est aussi, du début à la fin de la vie, la plus importante.

On peut vivre plusieurs jours sans manger. Cesser de respirer pendant quelques minutes, c'est l'asphyxie et la mort.

Pour que la respiration soit aussi parfaite que possible, il est indispensable que les poumons reçoivent un air pur, ni trop humide ni trop sec, d'une température de 12 à 20 degrés centigrades, et sous une pression barométrique moyenne de 76 centimètres.

Air normal; — sa composition; — ses effets. — L'air normal est composé de 21 parties d'oxygène et de 79 parties d'azote. Il contient, en outre, une minime quantité d'acide carbonique et de vapeur d'eau.

L'air dilaté des hautes montagnes, où la pression est moindre qu'au fond des vallées, ne fournissant point à chaque inspiration une suffisante quantité d'oxygène, accélère le travail des poumons et les battements du cœur, occasionnant ainsi, quand on s'élève très vite et très haut, de pénibles accidents connus sous le nom de *mal de montagne.*

Plus dense au contraire et plus oxygéné, l'air des vallées et des plaines convient au jeu modéré des poumons et leur permet de fonctionner avec le plus grand calme.

Il est utile, enfin, que l'atmosphère contienne toujours une petite quantité d'*ozone*, c'est-à-dire d'oxygène à l'état naissant : ce gaz, qui se dégage surtout des végétaux par les chaudes journées d'été, détruisant dans les airs les émanations et les ferments nuisibles.

L'air pur n'est pas moins profitable au corps que la saine nourriture. Il est indispensable à la conservation de la santé.

Altération et viciation de l'air. — Rarement, il est vrai, l'atmosphère qui nous entoure possède à la fois toutes ses qualités hygiéniques. Elle est souvent chargée d'un excès d'humidité. Dans les appartements où nous nous tenons habituellement, dans les villes où le ciel est constamment souillé par les fumées et les vapeurs qui s'échappent des habitations ou des usines, elle contient, dans une proportion fort exagérée, de l'acide carbonique et beaucoup d'autres gaz, les uns irrespirables, les autres vénéneux.

Les plus nuisibles sont l'hydrogène sulfuré, qui se dégage des fosses d'aisances, des égouts et de tous les amas de matières animales ou végétales en décomposition ; l'hydrogène carboné, qui s'exhale surtout du sol et des conduits mal fermés du gaz d'éclairage ; l'oxyde de carbone, l'ammoniaque, le chlore, l'acide chlorhydrique, qui déterminent aux yeux, à la gorge et dans les bronches, de vives irritations.

Air confiné. — L'air est le plus souvent vicié, toutefois, par le séjour prolongé d'une ou de plusieurs personnes dans un espace clos et relativement restreint. Alors, en effet, non seulement l'oxygène de la masse atmosphérique ainsi limitée est bientôt épuisé par les consommateurs, mais il est encore, et de plus en plus, altéré par l'acide carbonique exhalé de leurs poumons.

On peut aisément se rendre compte de la rapidité de la viciation de l'air par cette seule cause, si l'on songe que l'homme adulte rejette approximativement, par heure, 21 litres d'acide carbonique, équivalant à 11 grammes de charbon. En dehors de la respiration, le chauffage, l'éclairage, la fumée de tabac, les émanations des fleurs que l'on se plaît à placer dans les appartements, etc., contribuent sans cesse, dans nos maisons, à vicier l'atmosphère ; aussi n'est-il pas exagéré de prétendre qu'il faut, par personne et par heure, 10 mètres cubes d'air, en moyenne, pour bien respirer.

Poussières de l'air. — Quelquefois ce

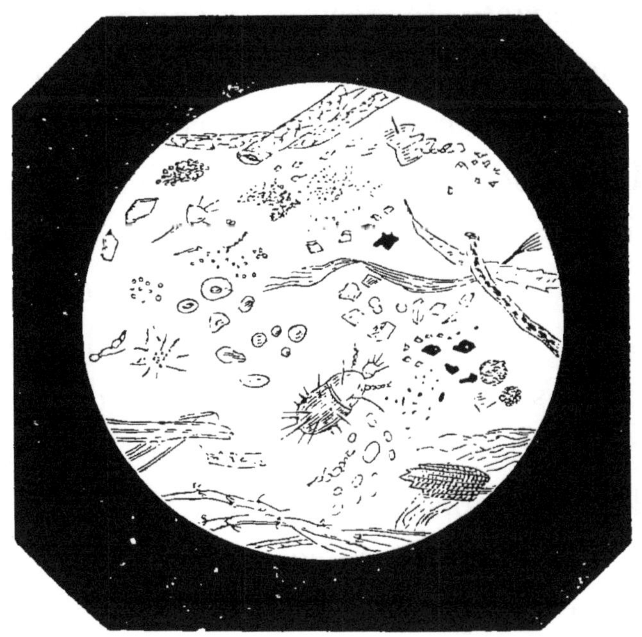

Poussières de l'air vues au microscope.

sont des poussières impalpables, tenues en suspension dans l'atmosphère, qui troublent la pureté de l'air et provoquent, selon qu'elles sont plus ou moins irritantes ou toxiques, des toux, des bronchites dangereuses, ou même d'assez graves symptômes d'empoisonnement.

Fréquemment, enfin, durant la saison chaude et dans les milieux insalubres surtout, pullulent dans les airs, parmi les poussières minérales ou végétales, des spores de cryptogames, des ovules d'infusoires, une immense variété de germes vivants, à tel point minimes parfois, qu'ils échappent aux plus forts grossissements du microscope.

Microbes de l'air. — Désignés aujourd'hui sous le nom de *microbes*, ces germes infimes sont, en grand nombre malheureusement, le principe et les ferments des maladies épidémiques les plus redoutables. Introduits dans les poumons et dans le sang par l'air même qui les transporte, ils peuvent, selon leur nature, engendrer et faire éclore chez les personnes prédisposées, le choléra, la fièvre typhoïde, la variole, le croup, la fièvre paludéenne et beaucoup d'autres maladies, toutes remarquables par leur grande analogie d'origine, de développement et de transmissibilité.

Hygiène de la respiration. — Aération. — Pour échapper à ces pernicieuses influences que l'air vicié, tôt ou tard, ne manque pas d'exercer sur l'organisme, une seule indication se présente : respirer le plus possible de l'air pur, et par conséquent assainir autant

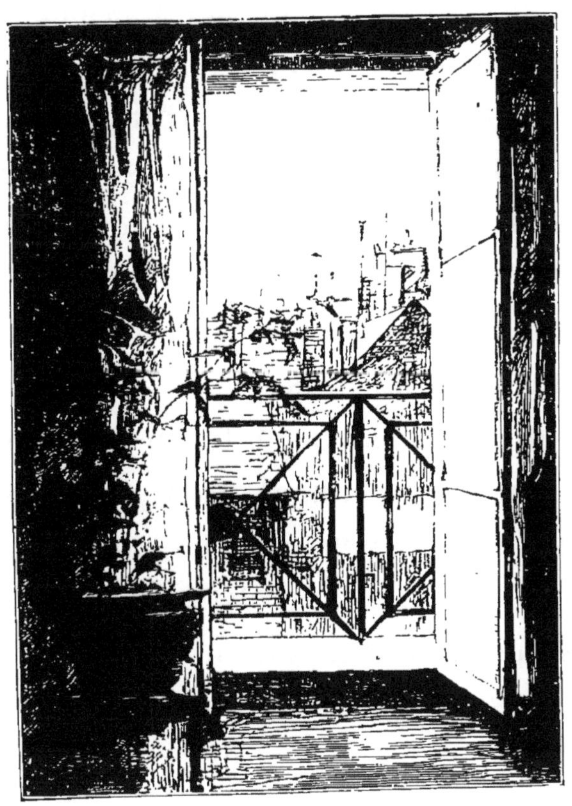

Aération matinale du logis.

qu'on le peut l'atmosphère que l'on respire.

De même que l'on ne mangerait pas des aliments gâtés ou corrompus, il ne faut point absorber un air sale, impur, ayant déjà servi.

Voilà pourquoi chez soi, chaque jour, en se levant, il est si bon d'ouvrir largement les fenêtres, et pendant quelques instants, tout en se tenant à l'abri, de laisser passer, si c'est possible, à travers l'appartement, un violent courant d'air. Cette simple pratique est d'autant plus utile que l'air confiné, souillé par les exhalaisons d'un certain nombre de personnes, outre qu'il a perdu ses qualités essentielles, est éminemment favorable à l'éclosion des germes malfaisants.

La ventilation est urgente en hiver comme en été; aussi ne faut-il point, à la saison froide, se préoccuper outre mesure de calfeutrer, au moyen de bourrelets, portes et fenêtres. Les petits courants d'air qui s'établissent par leurs fissures et les tuyaux des cheminées chassent les émanations malsaines et sans cesse apportent du dehors un air neuf et propre qui prend la place de l'air altéré.

Ventilation. — Dans les établissements publics ou privés, les manufactures, les casernes, les écoles, les théâtres, les hôpitaux, on dispose souvent des *ventilateurs* pour obtenir une aération plus parfaite. Ailleurs, on se contente de placer dans le carreau d'une fenêtre une petite roue à palettes qui tourne constamment en entraînant l'air de la pièce; ou plus simplement, on remplace une vitre par un carré de toile métallique; mais ces

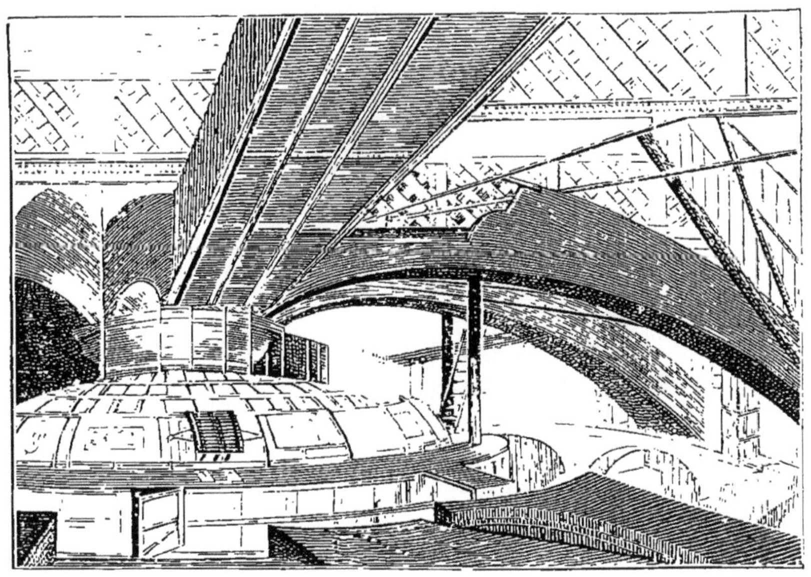

Ventilateur du théâtre de l'Opéra.

moyens ne sont pas toujours suffisants, et rien ne vaut, pour établir une rapide ventilation, des fenêtres recevant un grand jour, maintenues quelque temps largement ouvertes.

Air de la campagne. — Les feuilles des végétaux ayant la propriété, sous l'influence de la lumière, d'absorber l'acide carbonique de l'atmosphère et de dégager de l'oxygène plus ou moins mêlé d'ozone, l'air de la campagne est d'autant plus pur que les plantes, les ar-

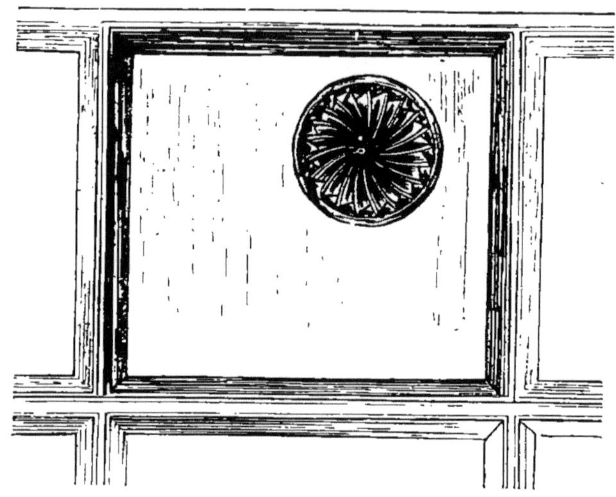

Ventilateur à palettes.

bres y sont plus nombreux et les sources d'infection plus rares.

Pour le même motif, les villes percées de larges avenues, de boulevards plantés d'arbres, les quartiers embellis de squares ou de jardins publics sont particulièrement salubres, et ces grands travaux d'aération ne sauraient être trop multipliés dans une cité populeuse.

Air du matin. — La fraîcheur de la nuit, de même que les fortes averses, précipitant vers le sol les poussières en suspens dans l'atmosphère, l'air n'est jamais plus pur que

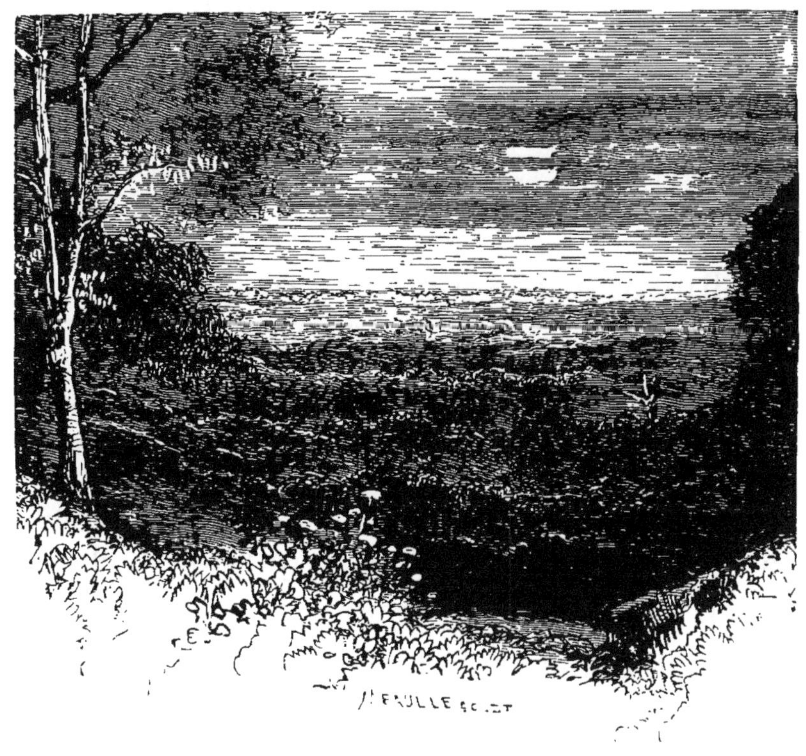

Le grand air.

dans la matinée ou qu'après une pluie d'orage.

C'est donc le matin, de bonne heure, qu'il faut, quand on le peut, respirer le grand air. Les paysans qui dès le point du jour vont travailler aux champs jouissent, en général, d'une excellente santé. Les citadins, malheureusement, se couchent presque tous beaucoup trop tard pour qu'ils puissent résolûment adopter cette bonne habitude.

Lumière. — Chaleur. — Électricité.

Influence des rayons solaires. — On ne saurait croire tout ce que peut contenir de bon et de mauvais un rayon de soleil. Suivant l'heure du jour et l'éclat de ses feux, selon l'âge, le tempérament et la santé des sujets, l'influence exercée par l'astre qui nous éclaire est, en effet, toute différente.

Dans le milieu de la journée, de onze heures à deux heures, le soleil, perpendiculairement situé au-dessus de nos têtes, est plus dangereux peut-être que bienfaisant.

Le matin ou le soir, quand ses rayons plus obliques ont moins d'ardeur et d'éclat, il est au contraire extrêmement favorable aux enfants pâles et chétifs, dont il anime le visage et colore les tissus; aux vieillards, qu'il réchauffe en activant le jeu des organes respiratoires; aux anémiques, aux convalescents, dont il stimule les forces languissantes.

Bains de soleil. — Le « bain de soleil » est surtout avantageux au printemps, alors que les rayons de l'astre possèdent cette merveil-

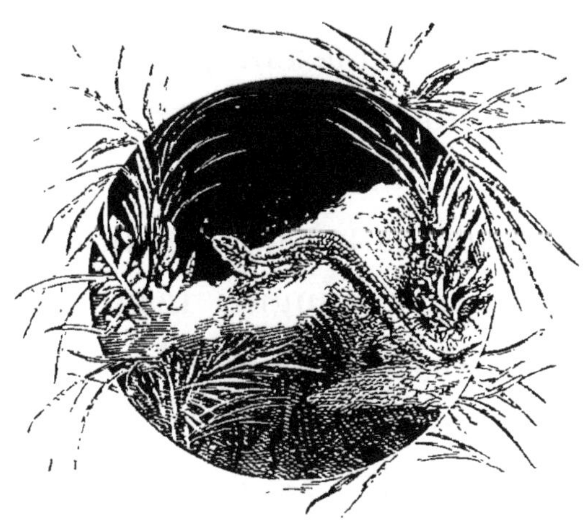

En plein soleil.

leuse puissance qui réveille la vie dans les plantes et fait tressaillir tous les êtres animés. Il procure promptement une agréable sensation de bien-être, mais ne doit jamais, en quelque saison que ce soit d'ailleurs, être assez prolongé pour devenir nuisible ou fatigant par l'intensité de la chaleur ou de la lumière.

Dangereux effets d'une vive lumière. — On sait combien est pernicieuse à la vue la vive lumière d'un jour éclatant. Il suffit parfois de rester quelque temps exposé à la réverbération du soleil, pour être frappé d'une amaurose ou de toute autre grave affection des yeux. Les graves ophtalmies des pays chauds ne paraissent pas avoir d'autre cause ; aussi quand on doit longtemps affronter une ardente lumière, est-il prudent de porter des conserves à verres enfumés.

S'il est facile de distinguer les phénomènes lumineux d'un rayon de soleil de ses phénomènes thermiques, c'est qu'ils sont, en effet, bien différents. Dans un faisceau de lumière solaire, le rayon qui chauffe n'est point celui qui éclaire ; et ni l'un ni l'autre n'exercent, au point de vue chimique, aucune action.

Analyse de la lumière. — Rien n'est plus simple que de décomposer au moyen d'un prisme de cristal la lumière du soleil. On obtient ainsi sept rayons de couleurs distinctes : *violet*, *indigo*, *bleu*, *vert*, *jaune*, *orangé*, *rouge*, dont la réunion en un seul faisceau constitue précisément un rayon de lumière blanche. Eh bien, chacun de ces rayons colorés jouit vraisemblablement de propriétés tout à fait spéciales.

Rayons chimiques. — Ce sont les rayons

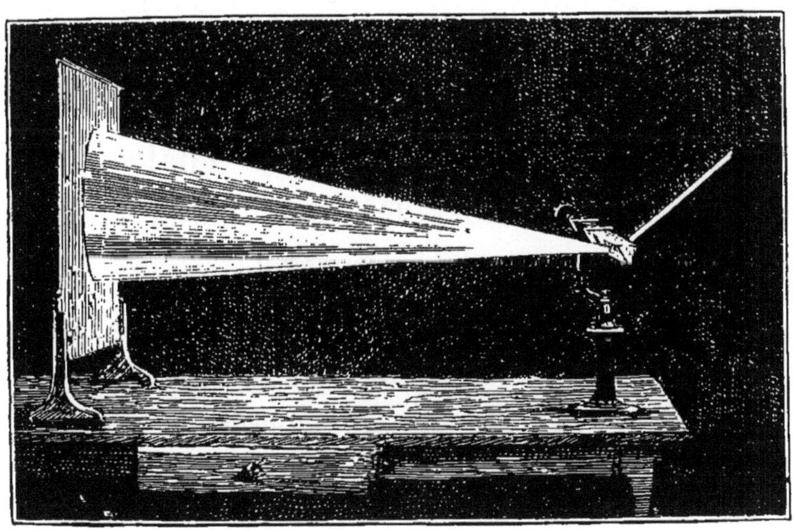

Analyse de la lumière du soleil.

chimiques seuls qui gravent notre image sur la plaque photographique, qui défraîchissent en un clin d'œil les rideaux de nos croisées; ce sont eux qui font de terribles « déjeuners de soleil », aux dépens des toilettes printanières de nos dames.

Rayons lumineux. — Les rayons lumineux, en dépit de leurs grands avantages, ont pour certaines personnes le sérieux inconvénient de bronzer la peau, de brunir les visages blancs et roses et de les couvrir de *taches de rousseur*.

Rayons thermiques. — Les rayons thermiques ou calorifiques, enfin, si favorables au développement des plantes et des animaux, dégagent, en été, beaucoup de chaleur, et paraissent être alors les principaux agents du *coup de soleil* et de l'*insolation*.

Coup de soleil. — Le coup de soleil, à vrai dire, n'offre en général aucune gravité. La peau, qu'il rougit sur une certaine étendue, est seulement le siège d'une assez vive cuisson qu'il est facile de calmer par quelques lotions émollientes ou de simples applications de poudre de riz.

Insolation. — Très dangereuse, au contraire, est l'insolation, dans le milieu de la journée, et de dix à trois heures surtout; ses effets, ordinairement bornés à de simples vertiges, peuvent s'élever jusqu'aux funestes phénomènes de la congestion cérébrale et de l'apoplexie.

Les personnes robustes, à tempérament sanguin, sont particulièrement prédisposées à l'insolation; mais l'excessive constriction d'un vêtement trop étroit, d'un corset, d'une ceinture, d'une cravate, le travail intellectuel soutenu, l'abus de l'alcool et du tabac, préparent aussi ces accidents et les facilitent.

Effets et traitement de l'insolation. — L'insolation légère se borne à déterminer un rapide éblouissement, accompagné de bouffées de chaleur au visage. Plus forte, elle se complique d'un étonnement subit, d'un égarement dont la perte de connaissance est la conséquence habituelle. Parfois, alors, le malade est à peu près insensible, et ses bras retombent inertes le long de son corps; mais cette inquiétante prostration n'est ordinairement que passagère. Dans les cas plus graves, en même temps que ces phénomènes persistent, les yeux convulsés roulent sous la paupière, les lèvres, bruyamment, s'ouvrent et se ferment, et la paralysie s'étend à toute une moitié du corps.

Pour secourir utilement une personne frappée d'insolation, l'on doit se hâter de la porter dans un lieu frais, spacieux, aéré. On la couche sur un lit un peu dur, la tête haute, et les vêtements desserrés. On mouille son front d'eau très froide ; on promène des sinapismes sur ses jambes ; on donne pour boisson, si le malade peut boire, de la limonade ou de l'eau rougie.

Influence de l'électricité atmosphérique. — Aux fâcheuses influences que peut exercer sur nous la chaleur solaire se rattachent les effets non moins nuisibles, parfois, que nous fait éprouver l'électricité de l'air. Par une chaude journée d'été, quand le temps est à l'orage, les gens nerveux, les enfants, les femmes surtout, ressentent ordinairement un malaise considérable, ou même des névralgies, des maux de tête, un morne assoupissement.

Mais, de tous les accidents pouvant être occasionnés par l'électricité de l'air, les plus redoutables, sans contredit, sont ceux que déterminent les atteintes de la foudre, puisque la mort le plus souvent en est le résultat.

Qu'il soit frappé directement, ou, comme

l'expliquent les physiciens, par le « choc en retour », le foudroyé, presque toujours est ébranlé par une violente commotion qui le jette à la renverse ou lui fait perdre connaissance, et fréquemment, alors, on le relève

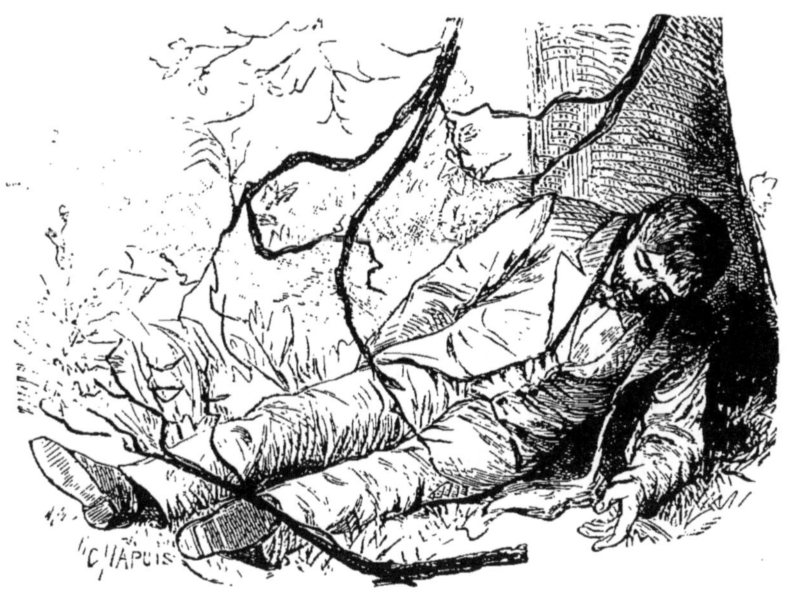

Un coup de foudre.

paralysé, sourd, aveugle, plus ou moins grièvement blessé ou brûlé, quand il n'a pas été tué sur le coup.

A la campagne, quand l'orage gronde, il faut bien se garder de chercher un abri sous les arbres, encore plus d'entrer dans une église et d'y sonner les cloches, comme sont toujours tentés de le faire d'imprudents villageois. L'ébranlement de l'air par l'agitation de l'arbre ou les vibrations de la cloche, est le plus sûr moyen de faire tomber la foudre. Ce sont là, malheureusement, des faits qui se renouvellent tous les ans.

Air humide et froid. — Vicissitudes atmosphériques.

Influence générale de l'air froid. — Un air calme, à la température de 15 à 20 degrés, outre qu'il est le plus agréable à respirer, est aussi le plus hygiénique. Trop chaud, il diminue l'énergie fonctionnelle des organes; mais nous n'avons pas de pire ennemi que l'air humide et froid. Qu'il soit absolument sec ou chargé d'une humidité glaciale, il irrite, à mesure que nous le respirons, la muqueuse des voies aériennes. Il y attire le sang, la fluxionne, l'enflamme, et, suivant la partie de l'organe plus ou moins directement affectée, une laryngite, une bronchite, une fluxion de poitrine se déclarent. C'est un simple coryza, un rhume de cerveau, si l'inflammation est limitée aux fosses nasales; mais le nez enchifrené nous forçant à respirer par la bouche, l'air froid, directement alors pénètre dans les voies pulmonaires et les enflamme à coup sûr.

Engelures. — Outre cette fâcheuse influence qu'il exerce sur les organes de la respiration, le froid détermine localement, sur les points découverts du corps, aux doigts, aux oreilles, au nez, aux orteils, un gonflement inflammatoire et souvent même une modification des tissus désignée sous le nom d'*engelures*. Les enfants, les femmes, les personnes lymphatiques sont particulièrement exposés à cet accident toujours désagréable, et qui ne laisse pas de compromettre parfois les parties affectées, dont il peut entraîner la gangrène.

Léthargie frigorique. — Un froid excessif peut encore suspendre ou ralentir à tel point la circulation, qu'il en résulte souvent une léthargie mortelle. Malheur au voyageur isolé dans la campagne, qui se sent lentement saisir par ce funeste engourdissement! S'il s'arrête, un instant, s'il s'assied, en proie au sommeil qui l'accable, il s'endort et ne se réveille plus! Tout son sang, refoulé vers la poitrine, engorge les poumons, les con-

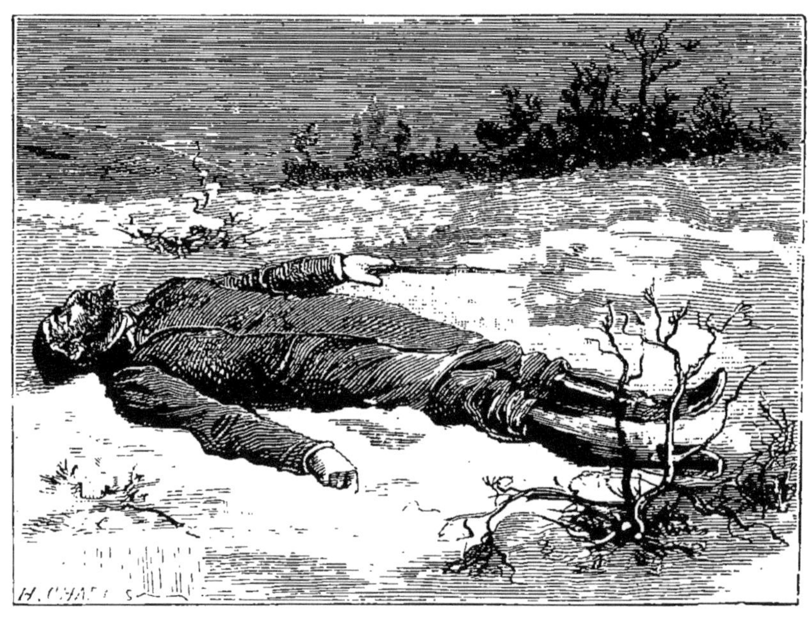

Voyageur surpris par le froid.

gestionne, et la mort fatalement succède à cette lente asphyxie!

Se sent-on saisir par le froid en pleine campagne, loin de ralentir sa marche, il importe donc de redoubler de courage et de l'accélérer. Pour se réchauffer, rien ne vaut alors le mouvement. C'est le procédé de l'ouvrier qui se frappe les flancs de ses bras, et celui de l'écolier qui bat la semelle.

Variations atmosphériques. — Attachés au sol qui nous porte, nous dépendons à tel point de l'air qui nous donne la vie, que la moindre vicissitude dans notre ciel retentit pro-

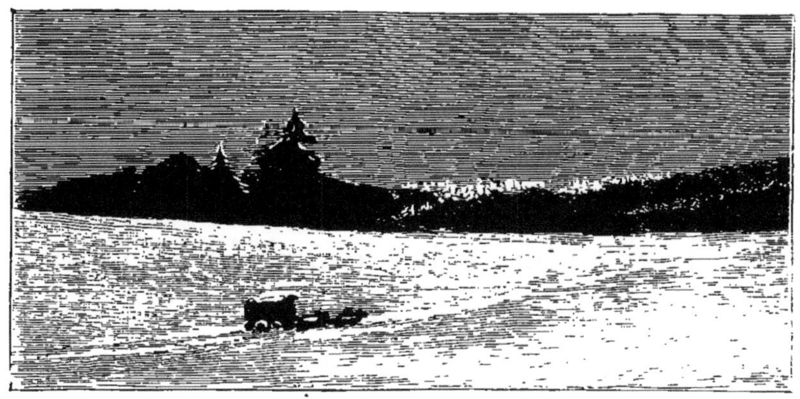

La campagne en hiver.

fondément sur nos organes. Fait-il froid, notre poitrine est menacée. Fait-il chaud, le sang afflue à notre cervelle. Est-ce l'orage, trouble des nerfs. Est-ce la pluie, gare le rhumatisme! Ainsi nous ne pouvons, sans être plus ou moins éprouvés, passer d'une saison à l'autre, et chacune des phases de l'année nous

2

expose à une série variée de maladies qui fatalement s'emparent de nous pour peu que notre corps soit en contravention, sur quelque point, avec les lois de la physiologie et de l'hygiène.

Transition du chaud au froid. — A cet égard, l'aimable printemps, trop bien chanté par les poètes, se montre habituellement d'une extrême rigueur. Un jour, c'est le soleil dans tout son éclat ; le temps est chaud, l'air tiède. On éprouve le besoin d'être à l'aise et de se découvrir. Le lendemain, revirement brusque, froid subit, gelée traîtresse, explosion rapide, chez tous les imprudents qui se sont laissé prendre au soleil de la veille, d'une foule d'accidents plus ou moins graves, suivant le point faible de chacun, et la partie témérairement exposée aux coups de l'ennemi.

Les organes respiratoires surtout sont frappés chez le plus grand nombre. Plus désagréables que sérieux, les coryzas foisonnent ; mais les laryngites, les maux de gorge, les bronchites, ne sont pas rares. La grippe règne souvent épidémiquement, les fluxions de poitrine déciment parfois les enfants et les vieillards, et, plus terrible encore, la phtisie moissonne impitoyablement les adultes.

Transition du froid au chaud. — Un radieux soleil, au contraire, succède-t-il brusquement à des jours presque froids, c'est assez pour jeter une nouvelle perturbation dans la santé publique. Du jour au lendemain une amélioration notable se manifeste dans la marche des maladies occasionnées par le froid, et l'on voit éclater çà et là sur les individus les moins résistants les premières maladies de la saison chaude. Ce sont d'abord les troubles de l'estomac et de l'intestin, les fièvres muqueuses légères, puis les congestions vers la tête avec les étourdissements et les vertiges qui les accompagnent ; les saignements de nez, les cholérines, l'apoplexie des poumons et du cerveau.

Dans les circonstances où se produisent ces accidents nous avons d'autant plus sujet de les redouter que la chaleur presque toujours nous surprend dans les conditions les plus défavorables. Loin de nous être mis en harmonie avec la température, nous portons encore nos vêtements d'hiver ; notre alimentation quotidienne, où jusqu'alors n'ont pu suffisamment entrer les légumes rafraîchissants, ne balance point les effets de la chaleur extérieure, et cette hygiène à contre-sens est bien certainement une des causes les plus actives de la soudaine explosion des maladies de l'été. C'est donc à propos des aliments et des vêtements étudiés selon les saisons, que nous apprendrons surtout à nous mettre en garde contre les dangereux effets des vicissitudes atmosphériques.

ALIMENTS

Rôle, nature et composition des aliments.

La machine humaine. — Maintes fois on a comparé le corps humain à une machine à vapeur produisant du mouvement et de la force en échange du combustible qu'elle reçoit. Cette ingénieuse comparaison ne laisse pas d'être, jusque dans les moindres détails, d'une parfaite justesse. A l'organisme de chair et d'os, il faut, en effet, des *aliments* pour fonctionner, comme il faut du *charbon* à l'organisme de fonte et de fer.

Dans les voies circulatoires, l'oxygène de l'air brûle les matériaux puisés dans l'intestin, comme il consume, dans le foyer de la machine, ceux qu'y jette le chauffeur.

De cette combustion résultent, de part et d'autre, de la *chaleur*, du *mouvement* et du *travail;* de part et d'autre, enfin, retournent à l'air de l'*acide carbonique* et de la *vapeur d'eau;* à la terre des *scories* et des *cendres*, ré-

2.

sidus inutiles des combustibles utilisés.

Si l'air, à la naissance, allume, pour ainsi dire, la vie dans nos organes, l'aliment seul

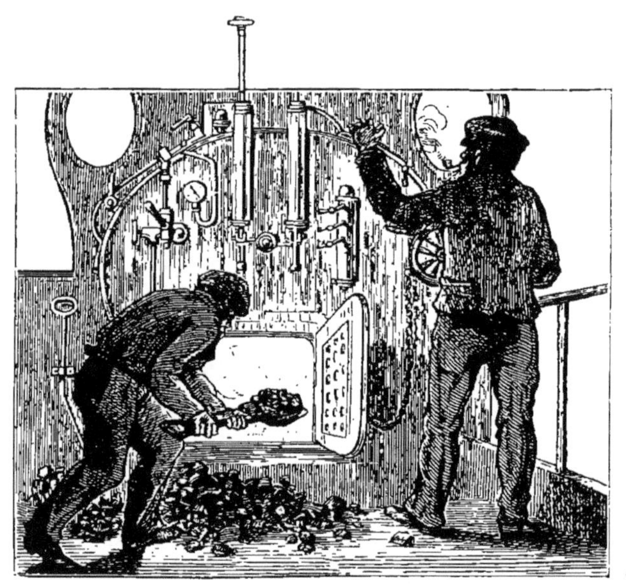

La locomotive, organisme de fonte et de fer.

peut l'entretenir, comme l'huile entretient le feu de la lampe.

Comestible, en physiologie, est donc synonyme de *combustible*, et la digestion n'a précisément pas d'autre but que de préparer, de rendre possibles en nous les diverses réactions chimiques dont l'air et les aliments sont les agents essentiels.

Composition des aliments. — Pour jouer, dans l'organisme, le grand rôle qui lui est dévolu, toute substance alimentaire doit pouvoir fournir au sang du *charbon*, de l'*hydrogène*, de l'*oxygène* et de l'*azote*.

De ces divers éléments, les trois premiers servent surtout à la combustion d'où résulte la chaleur animale, à la formation d'une certaine quantité d'eau, à de nombreuses réactions physico-chimiques. L'azote, entre tous, est plus spécialement nourrissant, aussi désigne-t-on surtout sous le nom d'aliments *plastiques* ou *réparateurs* les substances azotées, tandis que l'on qualifie les substances hydrocarbonées d'aliments *combustibles* ou *respiratoires*.

Les principaux aliments azotés, de nature animale pour la plupart, sont la viande, les œufs, le lait, le sang, le bouillon, la cervelle, etc.

Les aliments non azotés comprennent les substances *amylacées* ou *féculentes*, telles que le pain, la pomme de terre, les pois, haricots, lentilles, et les substances *grasses*, animales ou végétales telles que la graisse, le beurre, l'huile, etc.

Il serait impossible de vivre en bonne santé, si l'on se nourrissait exclusivement de tel ou tel de ces aliments, à l'exception peut-être des œufs et du lait, qui renferment sans excès d'aucune part une suffisante quantité de carbone et d'azote.

Alimentation complète. — Ration d'entretien. — Pour que l'alimentation soit complète, il importe donc qu'elle se compose à la fois de substances plastiques et respiratoires, associées en telle proportion que les premières y soient représentées par 1 partie, et les secondes par 3 parties, ainsi que l'ont démontré les recherches des physiologistes.

Par l'analyse chimique des aliments nécessaires à l'entretien d'un homme valide, comparée à celle de ses excrétions de chaque jour, il a été facile de reconnaître, en effet, qu'en 24 heures, un adulte actif, bien constitué, dépense à peu près 300 grammes de carbone et 20 grammes d'azote.

20 grammes d'azote, c'est approximativement ce que renferment 300 grammes de viande.

300 grammes de carbone, c'est aussi ce que

contiennent environ 1000 grammes de pain.

Un kilogramme de pain avec 300 grammes de viande, telle est donc la ration *mixte* ou d'*entretien* nécessaire à tout homme, à la force de l'âge. Mais comme beaucoup d'autres substances que la viande et le pain font partie de notre alimentation quotidienne, on comprend

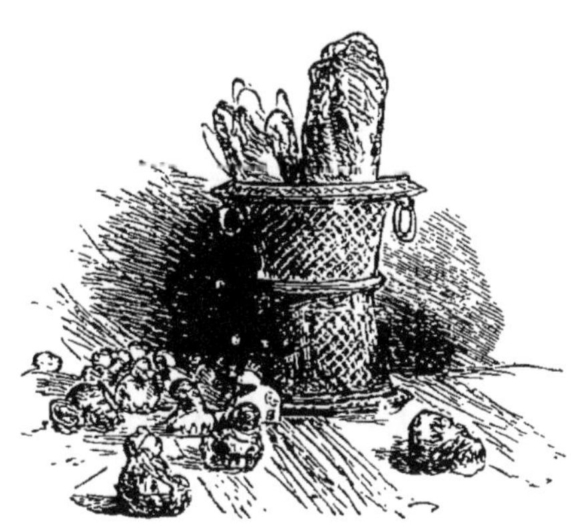

Le pain.

que le carbone et l'azote indispensables puissent être fournis, en plus ou moins grande quantité, par ces autres aliments.

Loin de s'astreindre à manger chaque jour deux livres de pain, ce qui serait extrêmement fastidieux, on remplace donc avec tout avantage, une partie de cette substance par des légumes secs, des pommes de terre ou tout autre féculent, et l'on substitue aussi, dans une certaine proportion, aux 300 grammes de viande nécessaires, des œufs, du fromage, du lait, etc.

Tous les aliments dont on fait usage doivent être, d'ailleurs, d'une bonne qualité. L'on choisira surtout, de préférence aux conserves, aux salaisons, des substances fraîches ; on s'abstiendra le plus possible de crudités et de fruits verts.

L'alimentation ne sera véritablement réparatrice que si elle est complète. Un rapide amaigrissement et bien d'autres graves phénomènes seraient fatalement provoqués par une nourriture insuffisante ou ne comportant pas tous les éléments indispensables à la nutrition.

Conditions d'une bonne digestion.

Quelque soin que l'on prenne de varier et de choisir ses aliments, ce n'est point, toutefois, par ce que l'on mange que l'on est nourri, mais bien par ce que l'on digère, et ne jouit pas qui veut d'une bonne digestion.

Appétit. — Pour s'assurer cette faculté précieuse de s'assimiler les principes nutritifs de l'aliment, il faut, avant tout, avoir de l'*appétit* en se mettant à table ; mais l'appétit est chose rare, qui, malgré l'affirmation du proverbe, ne

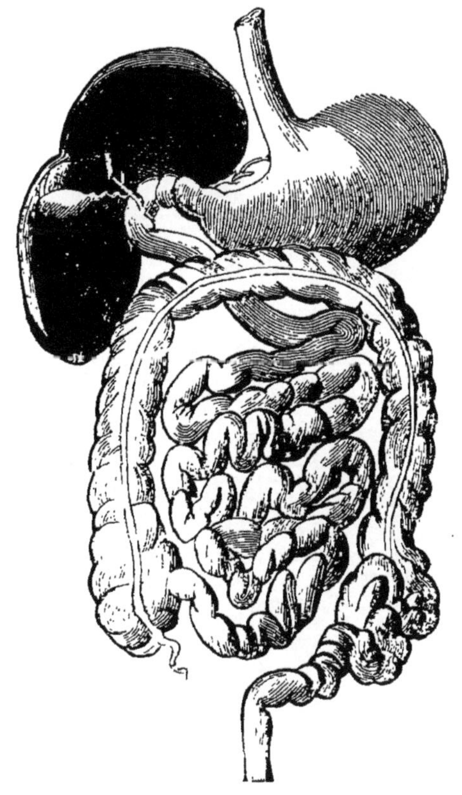

Appareil digestif : l'estomac, l'intestin, le foie et la vésicule biliaire.

vient pas toujours en mangeant. L'habitude de prendre ses repas à des heures réglées est un stimulant de l'appétit, dont la sensation, en effet, ne se produit point ou s'émousse quand on dîne trop tôt ou trop tard.

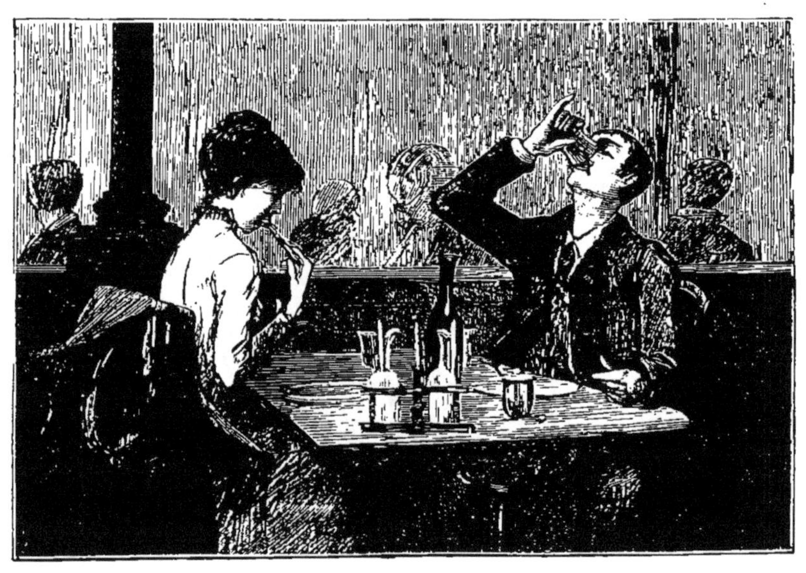

Le boire et le manger.

La promenade ou l'exercice au grand air le favorisent; mais une vive contention d'esprit le diminue. On le réveille parfois en usant avec modération des condiments ou de certaines eaux gazeuses; mais on le trouble et l'on finit par l'abolir absolument si l'on s'efforce de l'exciter par l'absinthe, le vermouth, le bitter et les autres liqueurs prétendues apéritives.

L'aliment dans la bouche. — Outre la faim préalable, il est encore deux conditions essentielles à toute bonne digestion. Les aliments doivent, d'abord, être bien mâchés; ils doivent trouver ensuite en assez grande abondance, dans les voies digestives, les divers sucs nécessaires à la transformation qu'il leur faudra subir pour être absorbés par les veines intestinales et pouvoir passer dans le sang.

Les dents, chargées de la mastication, s'acquittent toujours bien de leur rôle, pourvu qu'elles soient en nombre suffisant et soigneusement entretenues; il est indispensable, toutefois, de leur laisser le temps nécessaire pour mener leur besogne à bonne fin. On mange trop à la hâte généralement, et rien n'est plus fatigant pour les organes que la digestion lente de morceaux volumineux. Il faut aussi laisser sur son assiette les parties dures des aliments, et ne point avaler, comme le font les enfants, les pelures et les noyaux des fruits. De terribles accidents, l'obstruction par exemple, ou la perforation de l'intestin, peuvent être la conséquence de cette habitude en apparence inoffensive.

L'aliment dans l'estomac. — Pour exciter la sécrétion des liquides gastriques destinés à la transformation alimentaire, il est bon d'user à propos des condiments servis sur nos tables. Le sel, le poivre, le vinaigre, la moutarde, les pickles employés avec mesure, activent puissamment la coction des viandes et des légumes indigestes; aussi l'expérience, plus encore que la mode, veut-elle que la salade convenablement épicée succède immédiatement au rôti.

La façon de boire en mangeant n'est point sans influence non plus sur la digestion. Il est avantageux de boire « à petits coups », et du vin coupé d'eau plutôt que du vin pur, selon les recommandations de l'hygiène.

Après le repas, enfin, l'estomac se trouve bien d'un exercice modéré. Si l'on se couche trop tôt, la digestion peut rester suspendue jusqu'au réveil, ce qui faisait dire au docteur Véron, avec autant d'esprit que de sagesse :

« On ne sait jamais si l'on a bien dîné, que le lendemain matin. »

Boissons. — Leurs propriétés, leur usage.

Soif. — Depuis longtemps les philosophes

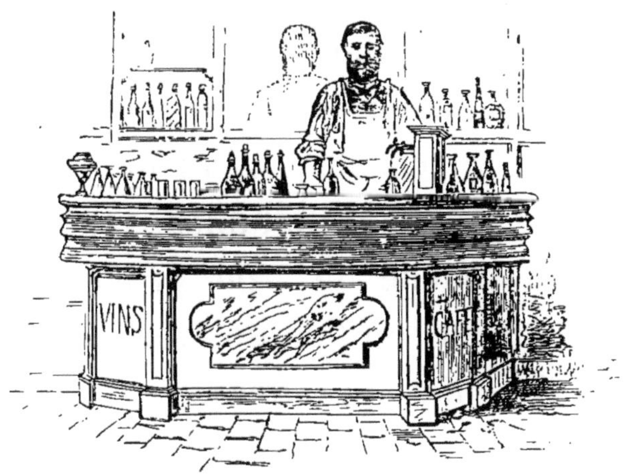

Le marchand de vins.

ont remarqué que l'homme boit sans soif, et se distingue par là de la brute.

Hâtons-nous de constater, à l'honneur de l'espèce humaine, qu'il existe heureusement, entre elle et les animaux, d'autres caractères distinctifs.

Boire sans soif n'est jamais utile, et le vice le plus funeste, l'ivrognerie, peut, à la longue, résulter de cette mauvaise habitude.

Il ne faut donc boire jamais que pour calmer la soif, et, pendant les repas, pour faciliter la digestion des aliments solides.

Eau potable. — La bonne eau pure est la plus hygiénique des boissons; mais on lui préfère, en tout pays, les liquides aromatiques ou fermentés qui flattent davantage le goût et se recommandent par des propriétés stimulantes ou digestives. L'eau de source est la meilleure des eaux potables, mais il n'est pas toujours facile de s'en procurer, dans les villes surtout, où l'on doit forcément boire des eaux de puits, de rivière, de fleuve, voire des eaux pluviales recueillies dans des puisards, des citernes, des réservoirs plus ou moins clos.

Eaux stagnantes. — Les eaux stagnantes, quelles qu'elles soient, présentent malheureusement l'inconvénient grave de s'altérer promptement et de contenir alors des infusoires en nombre considérable, des monades, des vibrions, des palmelles, des bactéries, une infinité de microbes enfin, dont quelques-uns ne sont certainement pas étrangers à la production des fièvres paludéenne et typhoïde.

Les filtres au charbon, d'une si grande utilité pour clarifier les eaux limoneuses, ne purifient pas toujours celles qui renferment des animalcules ou des dépôts organiques ;

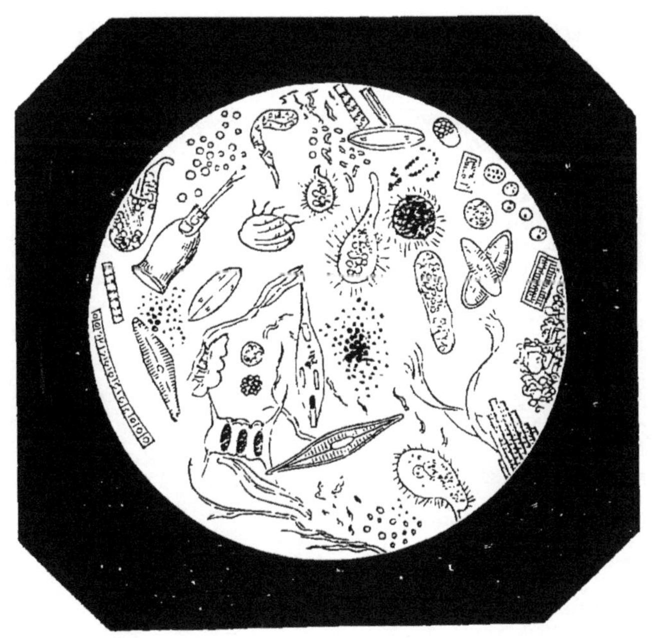

Infusoires et microbes de l'eau corrompue.

aussi doit-on s'abstenir de boire habituellement de l'eau provenant d'une mare ou d'une citerne mal fermée.

Propriétés hygiéniques de l'eau potable. — Indispensable à la nutrition, l'eau doit être prise fraîche, autant que possible, mais toujours en quantité modérée. Il n'est point rare, bue longtemps en excès, qu'elle trouble les fonctions digestives, favorise le diabète ou provoque un catarrhe intestinal.

Tiède, l'eau est absolument indigeste et détermine le vomissement. Trop froide ou

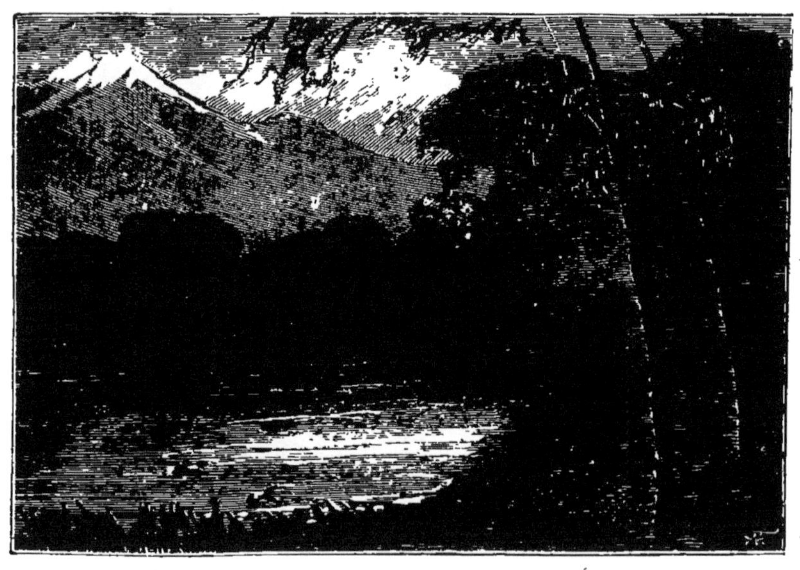

L'eau courante.

glacée, elle peut occasionner, surtout dans l'intervalle des repas, une occlusion de l'intestin, qui se traduit par de violentes coliques.

A la dose d'un demi-verre à jeun, l'eau fraîche constitue le meilleur des apéritifs et souvent un laxatif fort efficace. A haute dose, elle est le dissolvant par excellence des produits morbides qui peuvent se former dans le sang, et mérite à cet égard d'être considérée comme un des plus sûrs préservatifs contre la gravelle et la goutte.

Essentiellement utile à l'intérieur, l'eau,

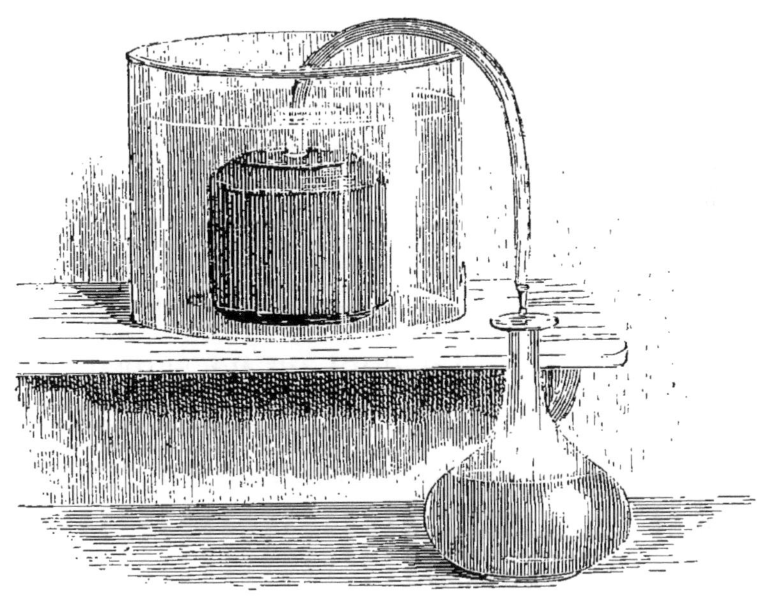

Filtre au charbon pour la clarification de l'eau.

extérieurement appliquée en lotions, bains, douches, etc., possède aussi de hautes qualités hygiéniques, sur lesquelles nous aurons à revenir.

Boissons fermentées. — Vin. — De toutes les boissons fermentées, le *vin* est la plus estimée, et quand on en use raisonnablement, c'est aussi la plus salutaire. On l'obtient, dans tous les pays vinicoles, en foulant le raisin dans une cuve, et l'abandonnant quelques jours à la fermentation.

Pris à dose modérée, le vin facilite la digestion, tonifie l'estomac, active la circulation, excite favorablement les systèmes nerveux et musculaire. On ne doit jamais en abuser cependant, ni le prendre pur aux repas. Coupé d'eau, c'est assurément, pour bien digérer et calmer la soif, la boisson la plus convenable. Ce dont on ne saurait trop se défier surtout, c'est du « petit vin blanc » pris à jeun, de cette coutume, malheureusement populaire à Paris, de commencer la journée par l'absorption d'un verre d'affreuse piquette! On ne saurait croire combien de santés robustes sont minées par ce vin blanc matinal, et pour l'ouvrier qui vit au jour le jour, la perte de la santé c'est bien pis que le mal, c'est la misère!

Cidre. — Le *cidre*, après sa fermentation, ressemble beaucoup aux vins blancs mousseux et sucrés. Comme eux il devient plus capiteux à mesure qu'il vieillit, et s'il est laxatif, débilitant même quand il sort du pressoir, il ne laisse pas, plus tard, d'être généreux et tonique.

Son usage immodéré nuirait d'ailleurs à la santé comme l'abus du vin ; aussi, dans toutes les contrées où le cidre est la principale boisson de table, le coupe-t-on presque toujours avec de l'eau. Le *poiré*, quoique plus spiritueux, est moins nourrissant que le bon cidre de pommes.

Bière. — Prise aux repas, la *bière* est essentiellement alimentaire ; mais ses bons effets cessent de se faire sentir quand on la prend en excès et par manie, comme le font ces insatiables videurs de chopes que l'on voit boire et fumer à outrance dans les brasseries en renom. Il arrive souvent, alors, que la bière détermine des troubles digestifs, de la bouffissure, des maladies des reins et de la vessie, tandis que son usage bien entendu est, au contraire, favorable à la plupart des personnes qui, par goût ou par nécessité, la font entrer dans leur alimentation quotidienne

Alcool et liqueurs. — De tous les liquides sucrés et fermentés, du vin surtout, on obtient, par la distillation, l'*alcool ;* ce produit inflammable et volatil, qui forme la base et pour ainsi dire l'âme même de toute boisson tonique, est aussi désigné sous le nom « d'esprit-de-vin ».

L'alcool existe en proportion considérable dans l'eau-de-vie, le rhum, le kirsch, l'absinthe. Il donne aussi leur force relative aux liqueurs plus douces, le curaçao, l'anisette, le cassis, dont quelques-unes sont assez utilement employées à la fin du repas, pour aider à la digestion.

Les spiritueux cependant ne doivent jamais être pris qu'à dose minime; encore ne conviennent-ils pas aux personnes irritables et nerveuses, aux femmes, aux enfants, aux vieillards.

Un empoisonnement funeste, l'*alcoolisme*, presque fatalement succède à l'abus des liqueurs fortes ou de l'eau-de-vie; et la folie spéciale qui le caractérise se complique en outre d'accidents épileptiques, quand c'est plutôt l'absinthe qui l'a déterminée.

Boissons aromatiques. — Café. — Après le bon vin, qui « réjouit le cœur », le *café* peut être considéré comme la plus salutaire de toutes les boissons usuelles. Agent d'épargne, tout en ralentissant, au profit de la nutrition, le travail désassimilateur qui s'opère dans les tissus, il stimule et surexcite très favorablement les fonctions cérébrales; aussi toujours a-t-il été fort apprécié des gens d'esprit.

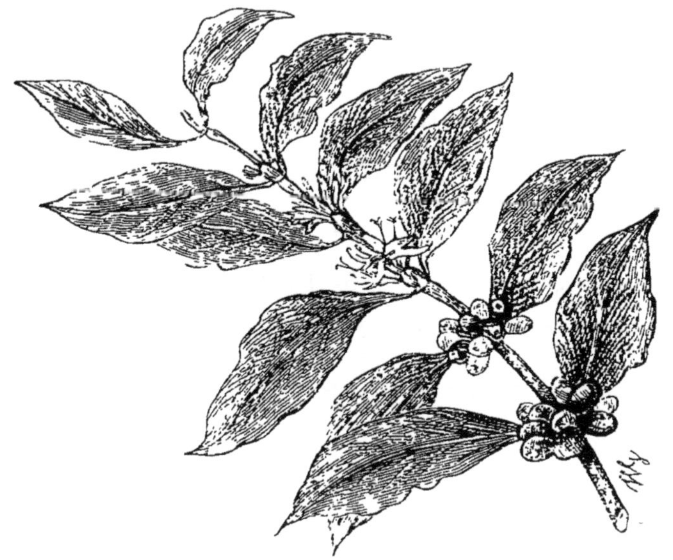

Fleurs et fruits du caféier.

Le café convient surtout aux personnes lymphatiques, grasses, inertes, qui s'endorment volontiers après les repas. Il est indispensable aux habitants des contrées marécageuses, qu'il préserve souvent de la fièvre paludéenne et rend, à cet égard, de signalés services à nos colons d'Afrique, à nos soldats. Il est moins utile aux enfants, aux personnes nerveuses, qui néanmoins peuvent en user sans inconvénient, à petite dose et coupé d'eau.

Thé. — Comme le café, le thé possède des propriétés stimulantes qui le rendent éminemment propre à combattre les mauvaises digestions, les refroidissements, les somnolences qui suivent les repas, les abattements et les lassitudes.

Au thé vert, beaucoup trop actif et seulement utile dans les cas d'extrême faiblesse, on doit substituer, pour l'usage habituel, le thé noir, dont les effets ne laissent pas d'être encore très marqués, si l'infusion est un peu forte.

Emploi des aliments selon les saisons et les climats.

Climats et temps chauds. — Durant toute la saison chaude, dans nos contrées, en tout temps dans les régions et sous les climats où règne une haute température, l'alimentation doit être, chaque jour, à la fois légère et réparatrice.

Il est important de se nourrir de viande et de poissons frais, plutôt que d'aliments herbacés ou farineux. Les primeurs, les légumes et les fruits, le melon surtout, ne devront être admis dans le régime habituel qu'autant qu'ils seront nécessaires à réveiller l'appétit, à flatter le goût, à tempérer l'échauffement que pourrait à la longue occasionner l'usage exclusif des viandes.

A table, on boira frais, mais point glacé, du vin coupé d'eau très pure. Il sera très avantageux, à la fin des repas, de prendre une petite quantité de bon café froid, modérément sucré.

Dans la journée, la soif étant parfois très vive, cette même boisson, coupée d'eau, vaudra beaucoup mieux, pour l'apaiser, que ces torrents de bière ou de sirops écumeux que l'on ingurgite trop volontiers pendant les chaleurs caniculaires. Le grog au cognac, au kirsch, au rhum, et toute liqueur aromatique étendue d'eau peuvent d'ailleurs fournir dans l'intervalle des repas un rafraîchissement agréable et salutaire. Ces boissons, toutefois, ne doivent jamais être prises glacées quand on est en sueur. Dans les mêmes conditions, enfin, il est toujours imprudent de boire du lait froid qui peut occasionner une indigestion mortelle.

Climats et temps froids. — En tout temps, dans les régions boréales, et pendant tout l'hiver dans nos climats, pour suppléer à la chaleur extérieure qui fait défaut, l'alimentation doit puissamment contribuer à l'entretien de la chaleur organique. Dans l'ordonnance du régime quotidien, cette simple indication sera donc suivie du plus près possible. Le froid aiguisant l'appétit, on se nourrira d'aliments gras, de viandes noires accompagnées d'un assaisonnement où ne seront épargnés ni les condiments épicés, ni la graisse, ni le beurre, ni l'huile.

Il sera fort avantageux, souvent, de boire un peu de vin pur aux repas, et même, en terminant, une petite quantité de bonne eau-de-vie ou d'une liqueur alcoolique. C'est de l'hydrogène et du charbon que l'on ingurgite de la sorte, et ces combustibles rendent, au moins en partie, à l'organisme, la chaleur que lui refuse le soleil.

VÊTEMENTS — SOINS DU CORPS

Influence et propriétés des vêtements.

Matières du vêtement. — Il serait puéril aujourd'hui de discuter sérieusement, comme le faisaient encore les savants du siècle dernier, sur la question de savoir si nous avons été créés pour vivre nus ou couverts de vêtements.

Dans la civilisation actuelle aussi bien qu'au sein de réunions plus intimes, « une mise décente est de rigueur », et la mode exige non seulement que l'on se vête, mais encore que l'on accepte ses moindres caprices en matière d'habillement. La nature met donc à notre disposition, pour que nous répondions à ces exigences, de la laine, de la soie, du chanvre, du coton, du lin, du cuir, etc., que l'industrie prépare, tisse, taille, découpe et recoud de cent façons, suivant la fantaisie du moment et le goût du jour.

Rarement en ce cas l'hygiène est consultée,

mais, en somme, elle finit toujours par avoir raison.

Les substances animales ou végétales dont nous confectionnons nos vêtements nous protègent d'autant mieux qu'elles laissent passer moins de calorique. La *laine*, en ce cas, est excellente, ainsi que les *fourrures* composées du pelage des petits mammifères ou du duvet de certains oiseaux. Le *coton* et la *soie* viennent ensuite, puis le *fil*, qui ne servent guère qu'à la trame de vêtements légers, beaucoup plus pénétrables à la chaleur et au froid.

Tissus. — Les tissus lâches, à larges mailles, emprisonnant de l'air dans leurs interstices, sont aussi bien plus chauds que les tissus serrés ; enfin, les étoffes de couleur blanche qui, l'été, nous tiennent frais en nous défendant contre les rayons solaires, nous tiendraient chaud, l'hiver, en sens inverse, c'est-à-dire en empêchant notre chaleur corporelle de se perdre au dehors.

Mais ici nous nous heurtons encore contre la mode, qui réserve pour la belle saison les tissus de couleur claire, sans prendre garde que la nature a précisément vêtu de blanc les animaux des contrées boréales, l'ours, l'hermine, l'eider, le cygne et tous les palmipèdes destinés à vivre dans un éternel hiver.

Forme des vêtements. — De la fantaisie du jour dépendent de même la forme et l'ampleur des vêtements ; et pourtant des manches trop larges, des pantalons trop flottants, des gilets trop ouverts, servent à la ventilation du corps plutôt qu'à la protection qu'ils lui doivent. La considération de la saison et du climat devrait encore, sur ce point, l'emporter toujours sur la mode.

Il faudrait laisser aux Orientaux les draperies flottantes, n'adopter qu'en été les amples vêtements, et s'abriter, en hiver, sous des paletots et des robes bien fermés, préservant à la fois la poitrine des fluxions, et la gorge des angines ; mais l'on hésite trop souvent à prendre ces précautions élémentaires si la convention exige que la coupe des habits soit autrement.

Vêtements imperméables. — A ne considérer dans le vêtement que l'enveloppe protectrice, sans tenir compte de ses propriétés hygiéniques, la préférence devrait être donnée aux tissus imperméables, légers et chauds entre tous. Mais la plupart de ces étoffes ont, comme on dit, les défauts de leurs qualités. Elles empêchent le dégagement de la vapeur d'eau qui s'exhale incessamment de la surface du corps, et bientôt celle-ci se condensant sous les vêtements, il arrive que l'on se trouve en sueur par une très basse température.

Vient-on à se découvrir en un pareil moment, les plus funestes accidents peuvent résulter de cette imprudence ; aussi, tout en présentant de réels avantages contre la pluie, les vêtements imperméables sont-ils tout à fait impropres et presque dangereux, quand il s'agit d'affronter une température rigoureuse.

Emploi des vêtements selon les saisons et les climats.

Climats et temps chauds. — Au retour du printemps, c'est toujours avec les plus grandes précautions que l'on doit se débarrasser des vêtements chauds pour revêtir les costumes plus séduisants et plus légers créés par la mode nouvelle. Les étoffes dites de demi-saison répondent parfaitement, à cet égard, à l'instabilité de la température printanière.

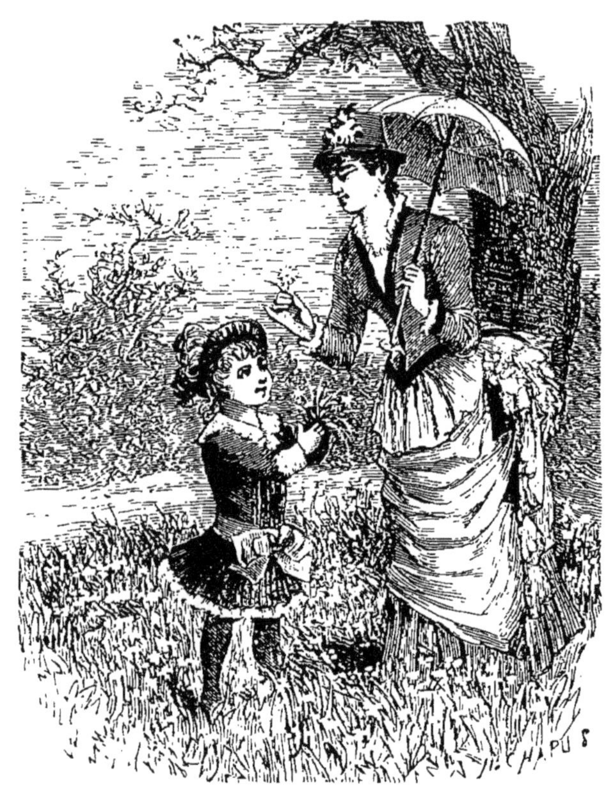

Costumes d'été.

Dans nos climats, il est prudent de les conserver jusqu'à l'époque des chaleurs caniculaires ; mais il peut être avantageux, dès les premiers beaux jours, de porter des coiffures plus légères, des chaussures moins fortes, et de donner de l'ampleur à toutes les parties de vêtements, ceintures, cravates ou jarretières, qui gênent plus ou moins la circulation du sang.

L'été venu, la température, en général, s'élève suffisamment pour que l'on puisse adopter sans inconvénient les étoffes légères que l'on porte d'habitude dans les pays chauds, les tissus de fil ou de coton aux couleurs claires. Ils doivent toujours être d'une ampleur suffisante au niveau de la taille et du cou pour ne point faire obstacle à la circulation, ni favoriser les congestions vers la tête. Si la mode ne se plaisait point à marcher sans cesse au rebours de la logique et de la raison, le chapeau de paille à larges bords serait, en été, la coiffure hygiénique par excellence, et le soulier découvert, à talons bas, devrait remplacer l'étroite bottine cambrée où le pied, gonflé par la chaleur, se brise et se déforme.

Le corps étant en sueur, il est toujours dangereux, quelque plaisir que l'on y trouve, de se reposer dans un endroit frais traversé par un courant d'air ou sous un ombrage humide. Si l'on a coutume de porter de la flanelle, on ne la doit point quitter alors qu'elle peut être plus que jamais utile pour absorber l'excès de transpiration qui, ruisselant sur le corps, ne manquerait pas de le refroidir. Trop souvent, au surplus, la brusque suppression de la sueur, en ce cas, détermine le grave phénomène improprement désigné sous le nom de « sueur rentrée », mais qui se traduit presque toujours par une fluxion de poitrine.

Climats et temps froids. — En tout temps dans les froides régions du Nord, et durant tout l'hiver dans nos climats, c'est à la laine qu'il faut recourir pour conserver au corps sa température normale. Les tissus de laine emprisonnant l'air chaud dans leurs mailles nous protègent d'autant mieux qu'ils sont d'une trame moins serrée. Aussi le gros tricot est-il surtout recommandable, à la condition que les vêtements ainsi confectionnés, les chaussettes surtout, soient changés aussitôt que l'usage leur aura fait perdre, en les feutrant, leurs propriétés essentielles.

Les fourrures, dont les Esquimaux s'habillent des pieds à la tête, ne servent guère, dans nos pays tempérés, qu'à border les vêtements, à doubler les manteaux, à former certains

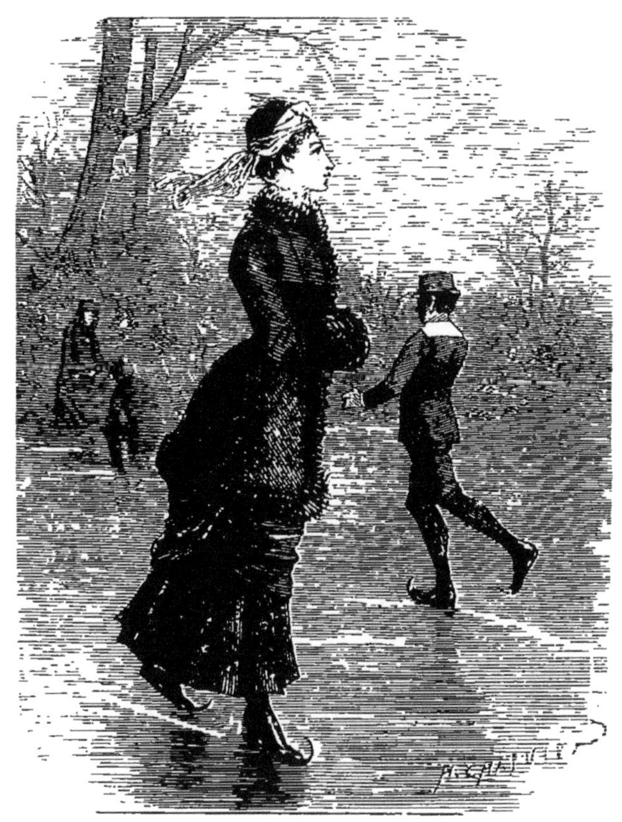

Costumes d'hiver.

accessoires tels que boas, cache-nez, manchons, très propres assurément à garantir du froid, mais à l'égard desquels les hygiénistes ont souvent raison de se montrer sévères.

Beaucoup de personnes, en effet, pour ne point ôter leurs fourrures quand elles entrent dans une maison, s'exposent à prendre du mal à la sortie, et se trouvent ensuite bien plus sensibles au froid quand elles s'en débarrassent. Une épaisse et simple cravate de soie, remontant jusqu'au menton sans couvrir la bouche, est préférable à tous les cache-nez. En hiver, enfin, peut-être est-il plus utile encore de préserver du froid humide les pieds, que la tête. Les chaussures à large et forte semelle devront par conséquent toujours être assez amples pour admettre de gros bas de laine ou des chaussons.

Rôle et fonctions de la peau. — C'est principalement et directement sur la peau que le vêtement exerce toutes ses influences. Les diverses règles relatives à son usage se rapportent donc essentiellement à l'étude des soins du corps, à l'hygiène du tégument naturel, dont les fonctions, trop peu connues, sont de la plus haute importance.

Constamment, chez l'homme en bonne santé, la peau fonctionne. Une énorme quantité d'eau chargée de sels s'échappe des *glandes sudori-*

pares à l'état de vapeur ou sous la forme liquide; une épaisse matière grasse est éliminée du sang par les *glandes sébacées;* une desqua-

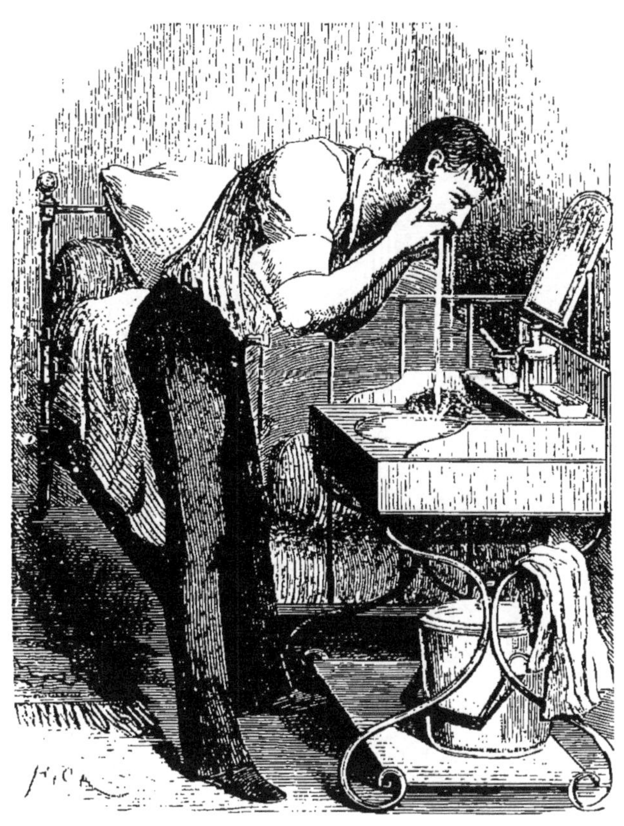

L'ablution matinale.

mation continuelle de l'épiderme s'opère à la surface du tégument. Ce triple travail, on le conçoit, débarrasse l'économie d'une masse considérable des produits nuisibles dont la rétention serait fatalement suivie des plus graves accidents ; il ne s'accomplit malheureusement pas sans encrasser beaucoup la

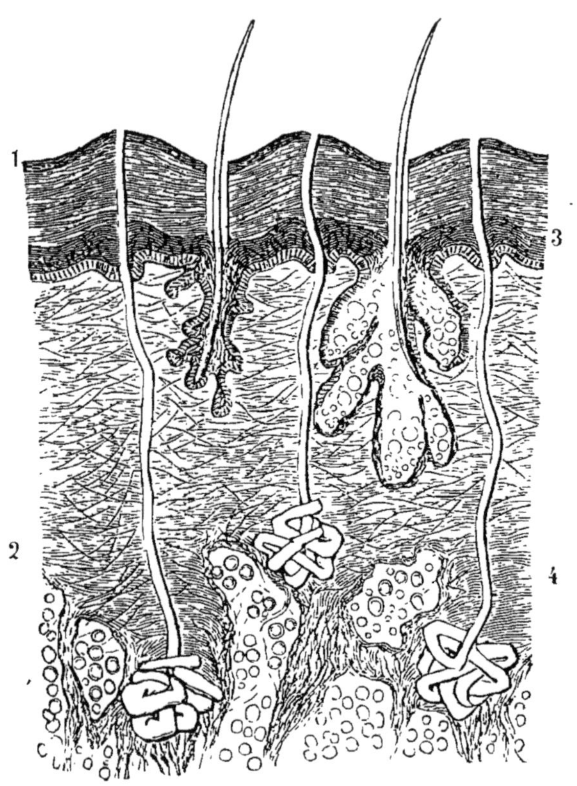

La peau vue au microscope.

1, épiderme ; 2, derme ; 3, glandes sébacées ; 4, glandes de la sueur.

peau, sans former, dans les régions surtout où la sécrétion sébacée est abondante, une sorte d'enduit ou de magma gluant qui bientôt obstrue les pores, et finit par empêcher, au moins en partie, l'élimination des principes malfaisants.

Entretien hygiénique de la peau. — En première ligne, il importe donc d'inscrire dans le code des prescriptions hygiéniques les plus utiles à la conservation de la santé, toutes celles qui se rapportent à la propreté de la peau, à l'entretien parfait des fonctions accomplies par le tégument externe.

Et pour atteindre un tel but, ce n'est point à la parfumerie qu'il faut demander ses eaux de toilette, ses lotions plus ou moins aromatisées. L'eau fraîche, de source ou de rivière, l'eau douce et le simple savon suffisent toujours à rendre à la peau sa netteté, sa perméabilité, sa souplesse.

Ablutions. — C'est le matin, aussitôt après le lever, qu'il convient de procéder à ces ablutions hygiéniques. A l'aide d'une grosse éponge ou d'une serviette bien trempée on se lave soigneusement le visage, le cou, les épaules, les mains et les bras. L'eau savonneuse débarrasse parfaitement la peau de l'enduit sudoral et sébacé, de la poussière et de la crasse, pourvu qu'elle ne soit point trop froide et que le savon s'y dissolve en suffisante quantité.

Autant que possible il faut éviter, dans la toilette quotidienne, l'emploi de l'eau tiède qui rend la peau plus sensible, et la prédispose, en l'amollissant, aux rides précoces, aux gerçures, aux vives congestions qui se produisent toujours dans la transition brusque du chaud au froid. Une ou deux fois la semaine, suivant les besoins, on se lave les pieds et les jambes, soit à l'eau fraîche, soit à l'eau tiède, les ablutions chaudes ne pouvant exercer aucune fâcheuse influence sur ces régions, ordinairement soustraites par les vêtements à l'action directe de l'air.

En hiver, si l'on craint les engelures, en été pour tonifier les téguments et les raffermir, en temps d'épidémie, pour détacher de la peau tout ferment contagieux, le détruire, et répandre autour de soi une atmosphère préservatrice, il peut n'être pas inutile de mêler à l'eau des ablutions quelques gouttes d'un vinaigre aromatique, et mieux, d'une solution antiseptique de borax ou de thymol.

Bains. — Aussi fréquemment et minutieusement qu'elles soient pratiquées, les ablutions partielles ne suffisent pas à débarrasser la peau de toutes les impuretés qui la recouvrent; et de temps en temps il est indispensable de procéder à une imbibition complète, à un nettoyage général de la surface cutanée.

Le *bain tiède*, alors, est le plus utile, tant en raison de ses propriétés émollientes, qu'en ce qu'il détache avec la plus grande facilité les débris d'épiderme mêlés aux excrétions sébacées. A tous égards, d'ailleurs, c'est aussi le plus hygiénique, celui qui, sans jamais nuire, convient aux personnes de tout âge et de tout tempérament. Pour être parfaitement actif et salutaire, le bain ne doit pas être chauffé au-dessus de 30° ou 35°. A cette température la peau s'imbibe et se nettoie promptement, et l'on éprouve par tout le corps, après quelques minutes d'immersion, une profonde sensation de bien-être. A 40° le bain, trop chaud, n'est plus sans danger. Il peut soudain provoquer, chez les personnes pléthoriques, une congestion des poumons ou du cerveau. Rafraîchissant et tonique quand il est pris avec discernement et modération, le *bain froid* ne nettoie que très imparfaitement la peau, et ne convient point à toutes les personnes. Les sujets délicats, irritables, nerveux, les jeunes

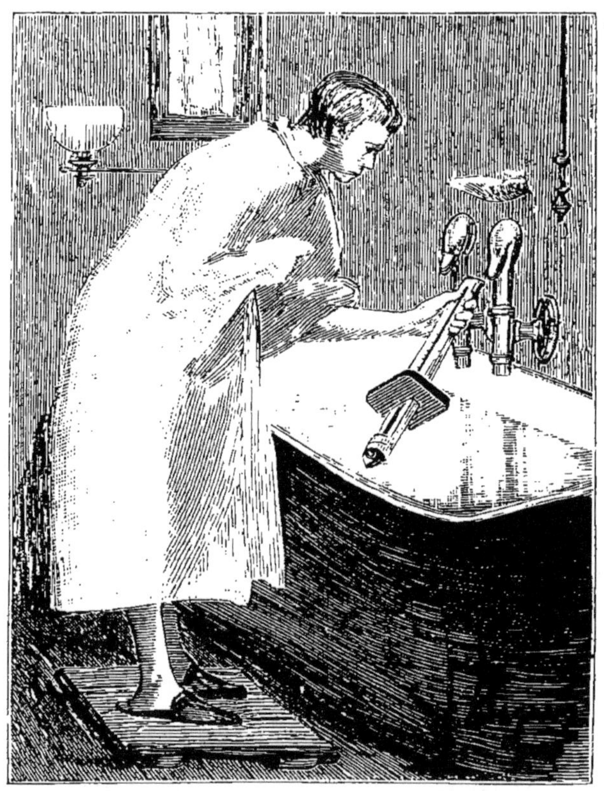

Le bain.

enfants, les vieillards, ne peuvent s'y plonger sans éprouver aussitôt des spasmes, des frissons, une horripilation qui les contraint à se retirer. De même, les *bains de mer*, si profitables aux sujets lymphatiques et mous, sont plus nuisibles qu'utiles, en réalité, à tous ceux qu'impressionne trop vivement l'immersion dans l'eau froide.

Hygiène balnéaire. — Avant d'entrer dans un bain, froid ou chaud, il est certaines précautions, certaines règles d'hygiène que l'on ne saurait trop scrupuleusement observer. Jamais, par exemple, on ne doit se plonger dans l'eau, quelle qu'en soit la température, aussitôt après avoir mangé. Une subite indigestion, peut-être une apoplexie, résulteraient de cette imprudence ; aussi convient-il, généralement, de laisser, en moyenne, un intervalle de trois heures entre le bain et le dernier repas.

Chacun sait aussi combien peut être funeste l'immersion dans l'eau froide ou chaude, le corps étant en sueur ; le brusque arrêt de la transpiration dans le premier cas, sa production exagérée dans le second, amenant presque fatalement des congestions sur les viscères ou des troubles circulatoires dont les symptômes, chez certaines personnes, présentent une extrême gravité.

Il n'est pas sans danger, non plus, de s'exposer au froid en sortant du bain. L'évaporation de l'eau à la surface des téguments occasionne à ce moment, d'ailleurs, une sensation désagréable qu'il importe de faire cesser au plus vite par un rapide essuiement à l'aide de linges chauds, ou mieux encore, en s'enveloppant d'une épaisse couverture de laine qui sèche la peau et réchauffe le corps en même temps.

Tout favorables qu'ils puissent être, il ne faut point abuser des bains, à quelque température qu'on les prenne. A moins d'indications spéciales, il est inutile que l'homme se baigne plus d'une fois, la femme plus de deux fois par semaine, dans le seul but d'entretenir la souplesse et la propreté de la peau.

Entretien de la chevelure et des ongles. — Dans les soins quotidiens du corps, on ne doit point négliger ceux qu'exigent la chevelure et les ongles. Il suffit, le plus souvent, de peigner chaque matin la chevelure et de la bien brosser pour lui conserver sa vigueur et son éclat. Deux ou trois fois la semaine on se ratisse la tête au peigne fin, pour en détacher les pellicules, et de temps en temps on la lave rapidement à l'eau douce alcoolisée, afin de désobstruer au besoin les orifices des glandes

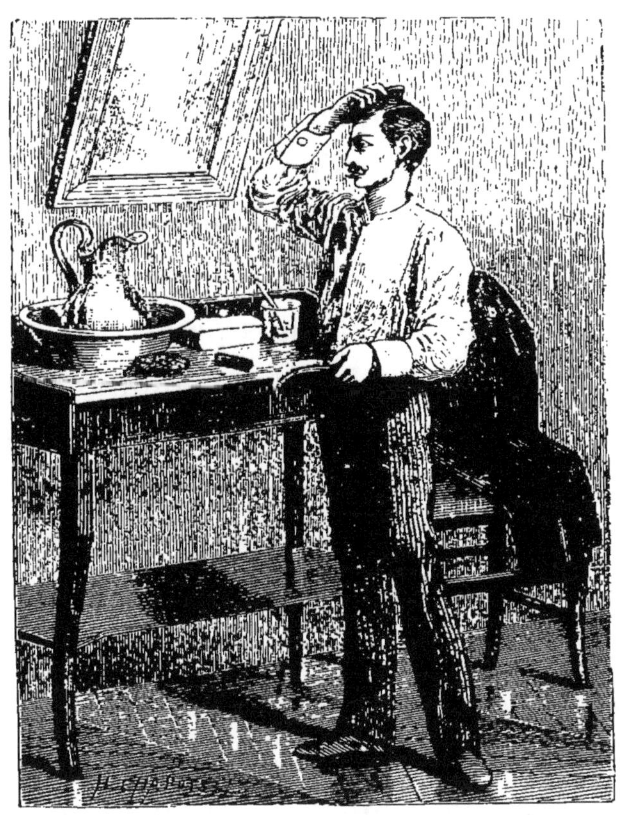

Entretien de la chevelure.

et de donner toute facilité à la peau du crâne de remplir ses fonctions.

La sécrétion sébacée est-elle insuffisante, on s'en aperçoit à la sécheresse, à la raideur des cheveux ; et l'on y remédie par une légère onction avec une simple pommade à la moelle de bœuf. Tout autre cosmétique gras doit paraître d'autant plus suspect qu'il est plus odorant ; mais quelque irréprochable qu'il soit, il ne peut jamais, quand il n'est point utile, qu'ajouter une certaine quantité de crasse à celle qui résulte naturellement des débris épidermiques et des sécrétions sébacées.

Il est d'usage, dans nos pays, de porter les ongles courts. Le bon ton, comme l'hygiène, exige en outre qu'ils soient très proprement tenus; aussi doit-on, chaque matin, les brosser à l'eau savonneuse. Les ongles des doigts, taillés en pointe, s'encrassent facilement et nécessitent des soins minutieux. Il est préférable de les couper en rond.

Ceux des orteils, au contraire, doivent être taillés plus carrément, au pouce surtout, où les bords de l'ongle s'incarnent avec tant de facilité dans les bourrelets charnus dont ils sont latéralement recouverts.

HABITATION

Influence du logis sur les habitants.

Causes d'insalubrité. — Dans sa maison, sous le toit qui le protège, auprès du feu qui le réchauffe et lui sert à faire cuire ses aliments, l'homme pourrait se croire hors de toute atteinte morbide, à l'abri de toute influence capable, en altérant sa santé, d'abréger sa vie. Il n'en est rien. L'habitation, quand elle ne remplit point toutes les conditions hygiéniques désirables, et les remplit-elle jamais? quelque vaste et luxueuse qu'elle soit, peut, tôt ou tard, devenir plus ou moins pernicieuse à celui qu'elle abrite.

Défaut de jour. — L'ombre seule de l'appartement, l'insuffisante lumière qui, dans les villes surtout, a souvent peine à s'insinuer à travers les rideaux des croisées, finit par exercer sur les hôtes du logis une action débilitante. Elle étiole les enfants, les femmes, et mérite certainement d'être regardée comme une des causes les plus actives de ces profondes anémies qui frappent presque exclusivement la population féminine des grandes cités.

Humidité. — L'humidité s'ajoute-t-elle à

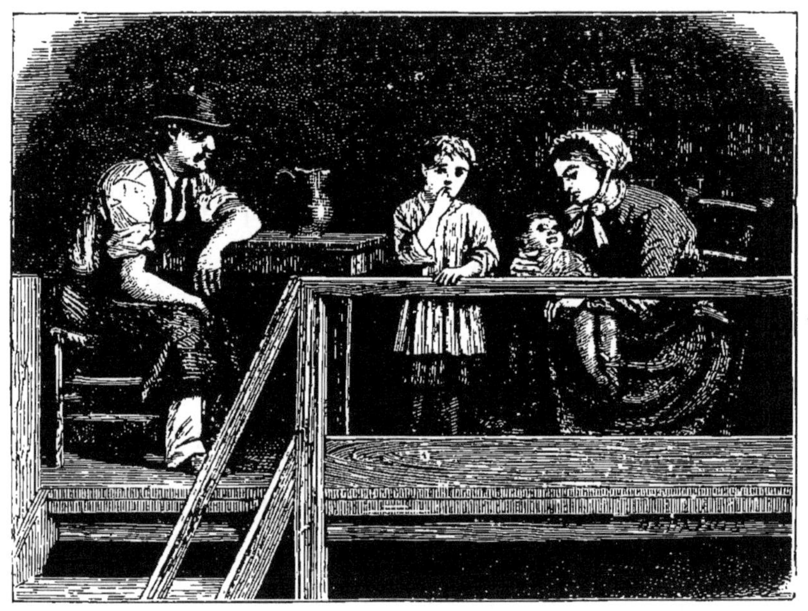

Le logis insalubre.

l'ombre, comme il arrive dans les tristes sous-sols, les arrière-boutiques, les rez-de-chaussée qui s'ouvrent sur les cours et les ruelles étroites, l'anémie dégénère promptement en lymphatisme; le sang s'appauvrit, et bientôt les enfants, les jeunes filles, toutes les personnes à constitution délicate qui végètent dans ce milieu sont en proie aux plus redoutables accidents de la scrofule.

Défaut d'espace. — Que ces fâcheuses causes d'insalubrité se compliquent encore, comme c'est le cas le plus fréquent, de l'exiguïté du local habitable ; que le logis même, sans être humide ou sombre, soit seulement étroit, bas de plafond ou mal aéré. Tour à tour, dans cet espace resserré, toutes les maladies résultant de l'encombrement se développent. Le miasme humain se dégage de la sueur fétide des corps, de la souillure des linges ; les ferments les plus pernicieux y naissent et pullulent, tout y favorise la propagation, la dissémination des germes contagieux. La fièvre typhoïde, la dysentérie, trouvent dans cet encombrement les conditions les plus favorables à leur éclosion ; les fièvres éruptives, la variole, la rougeole, et le poison plus redoutable encore de la diphthérie y semblent reprendre une activité, une malignité nouvelles.

Choix d'un appartement. — Il est facile aux gens bien aisés de se loger à la fois hygiéniquement et confortablement dans une grande ville ; mais les petits ouvriers et les familles pauvres n'ont à leur disposition que les réduits malsains des vieux quartiers et des faubourgs, et chaque année les commissions des logements insalubres nous révèlent à ce sujet les faits les plus navrants.

Exposition. — Un appartement, quelque frais et luxueux qu'il soit, ne se trouve pas dans les conditions essentielles de la salubrité s'il n'est en même temps aéré, clair et parfaitement sec. Aussi doit-on le choisir, s'il est possible, sur un boulevard planté d'arbres, sur une large rue ou sur un quai, les fenêtres regardant le midi et toujours au-dessus de l'entresol.

A moins qu'il ne soit placé sous le toit, où, l'été, la chaleur est insupportable, et le froid très vif en hiver, l'appartement est d'autant plus convenable qu'il occupe un étage plus élevé. Les planchers doivent en être parquetés et non garnis de carreaux ; les plafonds à la hauteur moyenne de trois mètres ; toutes les chambres à coucher munies d'une bonne cheminée.

Maisons neuves. — En dépit de l'étroitesse générale de leurs appartements, la plupart des maisons nouvellement construites présentent, au point de vue hygiénique, sur les anciennes, une incontestable supériorité. Outre qu'elles sont plus propres et mieux tenues, l'eau et le gaz y circulent à tous les étages ; les cabinets d'aisance, hermétiquement clos, n'y laissent échapper aucune émanation désagréable ou délétère, et ces importants avantages compensent bien quelques défauts. Seul, un emménagement prématuré dans une maison neuve peut être nuisible, et ce n'est pas trop que d'attendre cinq à six mois la dessiccation complète des murs et des peintures avant de l'habiter.

Décoration. — Entretien de l'appartement. — Il n'est point, d'ailleurs, jusqu'à la décoration de l'appartement qui ne puisse avoir une influence directe sur la santé de ceux qui l'habitent, et l'on doit toujours considérer l'hygiène, même dans l'œuvre toute confortable du tapissier. Jamais, par exemple, on ne saurait accepter un papier de tenture mal collé, où dominerait la couleur verte. La poussière arsenicale qui s'en détache a souvent causé de graves accidents, et l'on voit encore, dans quelques vieux châteaux, des chambres réputées hantées par le diable où il est, en effet, impossible de passer une nuit sans éprouver des

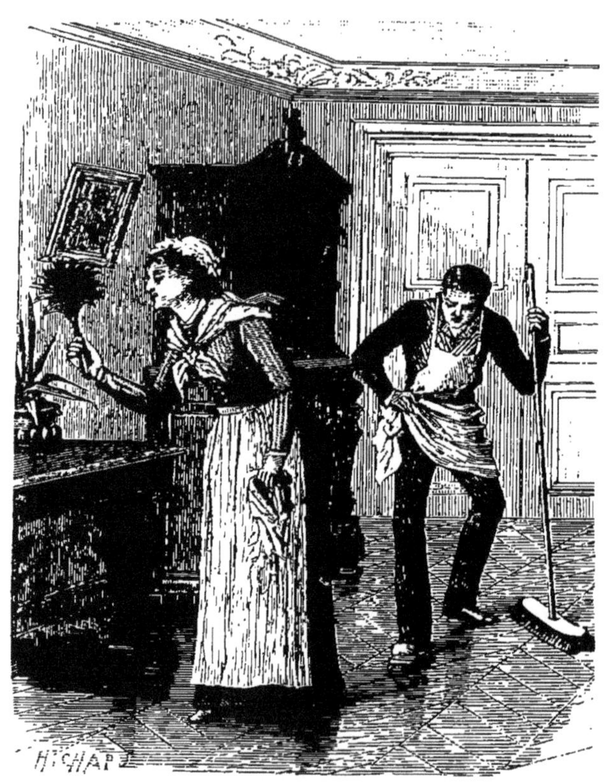

Entretien de l'appartement.

hallucinations et des coliques, mais dont il suffirait de changer la tapisserie pour en chasser à jamais l'esprit malin !

Dans un appartement proprement tenu, les

parquets doivent être cirés et frottés deux ou trois fois par mois; les tapis, une ou deux fois l'an décloués, pour être battus au grand air. Chaque jour il est indispensable d'essuyer soigneusement les meubles, les tentures et les murs avec une étoffe, au lieu d'employer à cet usage le plumeau qui, sans l'enlever, disperse la poussière avec tous les germes dangereux qu'elle peut contenir.

Chauffage. — Dans toute habitation luxueuse ou misérable, journellement l'homme a besoin du feu pour la cuisson de ses aliments ou pour se préserver du froid; la nuit venue, une lumière artificielle lui est indispensable pour continuer son travail ou goûter agréablement le repos du soir; aussi, les appareils de chauffage et d'éclairage, fort importants au point de vue hygiénique, sont-ils, en outre, les plus utiles accessoires de la maison.

Cheminées. — Quand on le peut, c'est le chauffage au bois sec, flambant dans une bonne cheminée, qu'il faut préférer à tout autre. Il est dispendieux sans doute, car la meilleure cheminée emporte près des neuf dixièmes de la chaleur produite; mais en raison de son tirage, elle enlève pareillement les gaz de la combustion ; son foyer métallique renvoie le calorique rayonnant vers les membres infé-

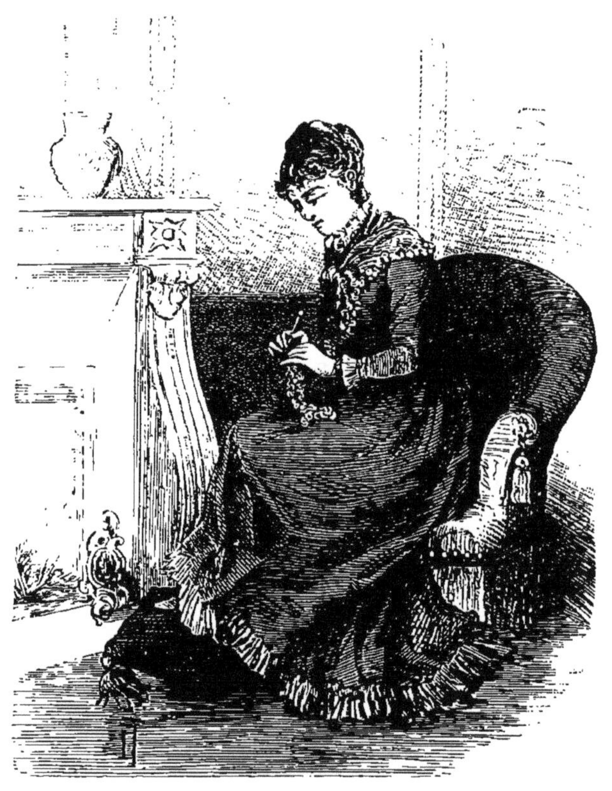

Chauffage à la cheminée.

rieurs de la personne qui s'en approche; la seule vue de la flamme distrait agréablement et réjouit l'esprit. Ce n'est guère que de l'utilisation des combustibles minéraux au chauffage des appartements que date la construction des cheminées véritablement hygiéniques. En raison du tirage insuffisant des grandes cheminées d'autrefois, il eût été impossible, en effet, d'y brûler du coke ou de la houille ; et l'on sait, d'ailleurs, que ces vastes foyers autour desquels huit ou dix personnes pouvaient tenir à l'aise, dévoraient, en pure perte, d'énormes quantités de bois.

Les cheminées modernes, au contraire, doivent une telle activité de tirage à l'étroitesse de leur tuyau et surtout au tablier métallique dont elles sont pourvues, que, tout en faisant dans l'appartement une saillie assez prononcée, elles permettent d'employer indifféremment, et toujours avec une grande économie, des combustibles de toute espèce.

Poêles. — Encore très usités de nos jours, les *poêles*, suivant qu'ils sont en faïence ou en métal, présentent des avantages et des inconvénients absolument opposés. Les premiers s'échauffent avec lenteur, mais conservent longtemps la chaleur acquise; les seconds s'échauffent avec rapidité, mais se refroidissent de même.

Les poêles en fonte dégagent en outre, lorsqu'ils sont portés au rouge, de l'oxyde de carbone en assez grande quantité pour occasionner de véritables symptômes d'empoison-

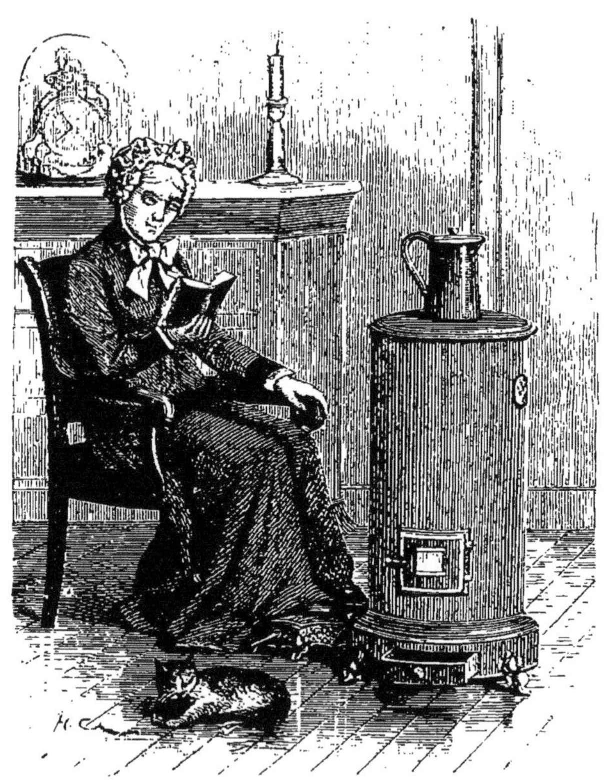

Chauffage au poêle.

nement. Il est donc prudent de leur substituer les poêles en faïence ou ceux en fer maçonnés à l'intérieur, en prenant toujours soin de placer dessus un vase contenant de l'eau pour conserver à l'air le degré d'humidité que lui font perdre toujours ces appareils de chauffage.

Dans les grands établissements et les édifices publics, les *calorifères* tiennent lieu de cheminées et de poêles. On en connaît trois systèmes : le calorifère à air chaud, dont les tuyaux ramifiés distribuent, à tous les étages de la maison, de l'air porté à une très haute température ; le calorifère à eau chaude, dans lequel l'eau, bouillante d'abord, retourne froide au récipient d'où elle est partie ; le calorifère à vapeur, enfin, malheureusement sujet à faire explosion, et par conséquent, dangereux, en même temps qu'il est le plus coûteux de tous.

On peut reprocher aux calorifères, comme aux poêles, d'élever trop rapidement la température et de jeter dans les appartements, par les bouches de chaleur, de l'air trop desséché. Mais, en somme, à l'exception du système à vapeur, ce sont de bons appareils, qu'il serait difficile de remplacer, pour le chauffage en grand d'une habitation.

D'ailleurs, et de quelque façon que l'on se

chauffe, il est toujours bon de consulter le thermomètre afin de maintenir autant que possible, dans la pièce ou l'on se tient, une température régulière de 14 à 18 degrés centigrades.

Chaufferettes. — Beaucoup de personnes peuvent se passer de feu à la condition d'avoir les pieds chauds, et font usage, dans ce but, d'une *chaufferette* contenant de la braise allumée. Ce petit meuble n'est point, toutefois, absolument inoffensif. Comme les *braseros* dont on se sert encore en quelques pays, il répand directement dans l'atmosphère les gaz du charbon, et prédispose en outre aux varices des jambes; aussi, les bouilloires et les coussins à eau chaude doivent-ils lui être préférés.

Éclairage. — L'art de l'éclairage ne date, pour ainsi dire, que du commencement de ce siècle; mais, quoiqu'il ait acquis, en quelques années, un développement considérable, ses procédés, même les plus parfaits, sont encore loin de répondre aux nombreuses exigences de l'hygiéniste.

On pourrait croire que de tous nos organes

les yeux seuls doivent ressentir les effets, bons ou mauvais, de la lumière artificielle. Il n'en est rien ; et c'est, avant tout, par les poumons,

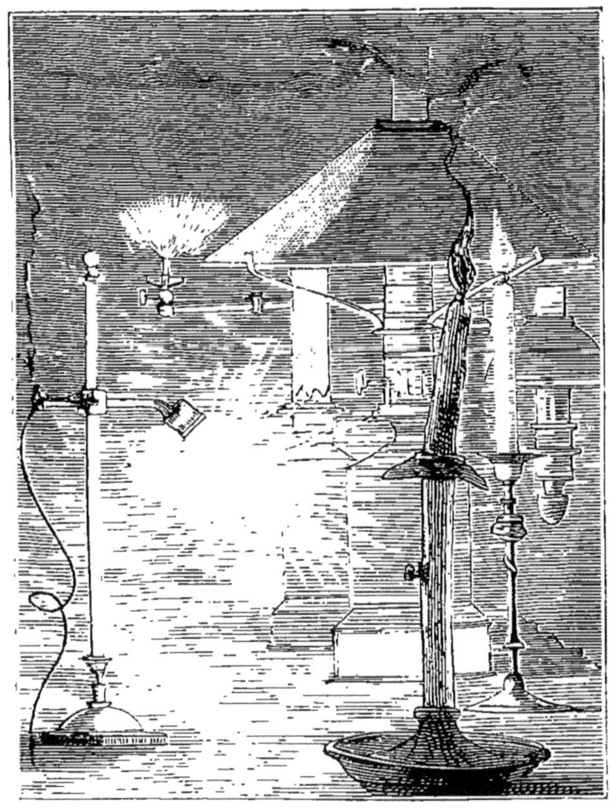

Flammes éclairantes : corps gras, gaz, électricité.

qu'un éclairage défectueux exerce une influence funeste.

Dans une flamme éclairante, il ne suffit point, en effet, de considérer seulement l'éclat ou l'intensité de la lumière; mais la quantité d'air salubre qu'elle dépense et les produits volatils qui s'en dégagent incessamment pour se mêler à l'atmosphère.

Or, il résulte des expériences faites à ce sujet, que la combustion d'un kilogramme de substance éclairante exige, en moyenne, 10 mètres cubes d'air, et que cette même quantité, se consumant dans un espace clos de 50 mètres cubes, y porte jusqu'à 4 p. 100 la proportion d'acide carbonique.

Une flamme, d'ailleurs, éclaire d'autant mieux qu'elle est moins fumeuse; aussi, la plus brillante, quand elle est sans inconvénients pour la vue, et que l'on n'a point à redouter l'explosion du corps dont elle émane, est-elle, en même temps, la plus hygiénique.

Chandelle et bougie. — Le commerce et l'industrie mettent à notre disposition, pour l'éclairage, des corps solides, liquides et gazeux. Au nombre des premiers figure encore la *chandelle* de suif, seulement usitée dans les ménages pauvres, et qui certainement disparaîtra devant le bon marché croissant et l'incontestable supériorité de la *bougie stéarique*.

On ne saurait, en effet, malgré la petite économie que l'on peut trouver à brûler de la chandelle, comparer son usage à celui de la bougie. Sa liquéfaction rapide et la mauvaise odeur qu'elle exhale, l'imparfaite combustion de sa mèche qu'il faut moucher à tout instant, sont autant de défauts qui contrastent trop vivement avec la propreté de la bougie, la netteté de sa flamme, la combustion presque complète de ses produits volatils, pour qu'il soit nécessaire d'insister plus longtemps sur les avantages hygiéniques de cette dernière.

Huiles à brûler. — Lampes. — Les *huiles végétales* et *minérales* sont les seules substances liquides pouvant donner, brûlées dans de bonnes lampes, un éclairage avantageux. Les plus employées sont les huiles de colza, d'œillette et de chènevis, toutes fumeuses et fétides quand elles sont puisées par une mèche plate ou non tissée dans un simple vase contenant l'huile ; toutes, au contraire, fournissant une excellente lumière quand elles sont brûlées au moyen de la mèche cylindrique des lampes à double courant d'air.

Celles-ci constituent, jusqu'à présent, le

meilleur système d'éclairage pour l'intérieur des habitations. On doit seulement, dans le but d'obtenir une combustion complète de l'huile, veiller à ce que le coude formé par la cheminée de verre domine toujours le bord de la mèche, et dans l'intérêt de la vue, rabattre toujours la lumière au moyen d'un abat-jour, plutôt que de la voiler d'un globe de verre dépoli, plus fatigant, parfois, que l'éclat même de la flamme.

Pétrole. — Gaz. — Électricité. — Moins coûteuses et douées d'un pouvoir éclairant plus intense, les huiles minérales de *schiste*, de *pétrole* et leurs *essences* seraient aujourd'hui peut-être préférées aux huiles végétales, si leur désagréable odeur et les dangers d'explosion qu'elles présentent n'en restreignaient encore l'emploi. Les mêmes inconvénients, joints au péril que l'on court d'être asphyxié pendant la nuit, si malheureusement une fuite se déclare, empêchent le *gaz d'éclairage* d'être adopté dans un grand nombre d'appartements. Mais jusqu'à présent, pour l'éclairage des rues, des cours, des établissements industriels ou publics, l'éblouissante *lumière électrique*, malgré ses derniers perfectionnements, n'étant pas encore absolument usuelle, aucune autre substance éclairante ne pourrait hygiéniquement remplacer le lumineux produit de la houille.

EXERCICE ET TRAVAIL PHYSIQUE

Utilité du travail. — C'est par le travail que l'homme se nourrit, s'ennoblit et se perfectionne. C'est au travail qu'il doit la santé, le bien-être, la satisfaction de soi-même, le repos de ses vieux jours.

Travailler est donc la véritable destinée de l'homme, et c'est pour l'accomplir dignement qu'il est à la fois doué de forces intellectuelles et physiques. Aux travaux dits *manuels*, s'appliquent plus spécialement ces dernières ; mais par le sage emploi de ses forces morales, l'homme seul, entre tous les animaux, possède le don merveilleux de faire des travaux d'*esprit*.

De cette double aptitude résultent des professions *intellectuelles* ou *libérales* et des professions *manuelles*, toutes plus ou moins utiles et pareillement honorables, mais dont quelques-unes exigent de ceux qui les exercent, plus de force, de courage, de prudence ou d'habileté.

En raison de l'extrême division du travail et des progrès considérables de l'industrie dans les civilisations contemporaines, certaines professions manuelles sont particuliè-

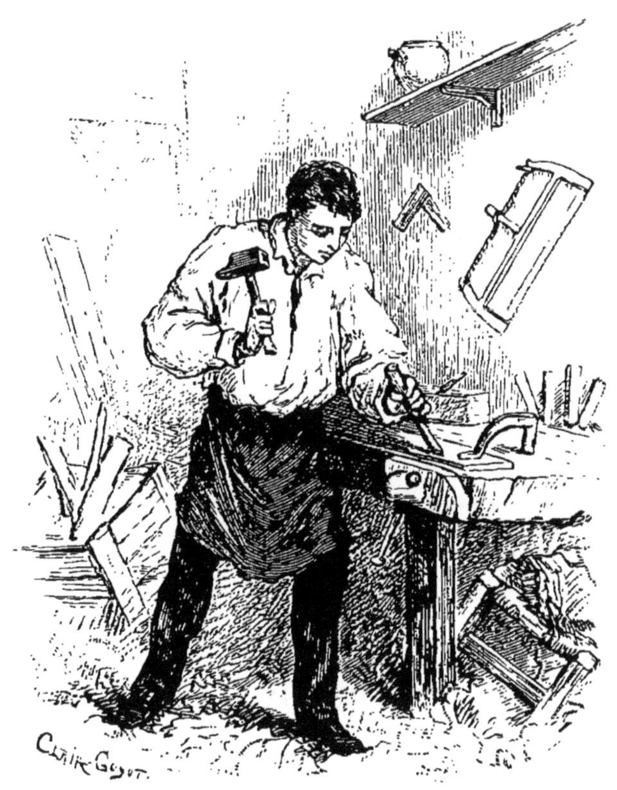

Travail manuel. — Le menuisier.

rement pénibles ou présentent de sérieux dangers; toutes indistinctement, et les professions intellectuelles plus encore que les autres, débilitent promptement l'organisme quand on les pratique avec excès.

Pour exécuter convenablement et le plus longtemps possible un travail quelconque, il importe donc de ne s'y livrer qu'avec une certaine mesure, et de choisir, avant tout, celui qui s'accorde le mieux au tempérament,

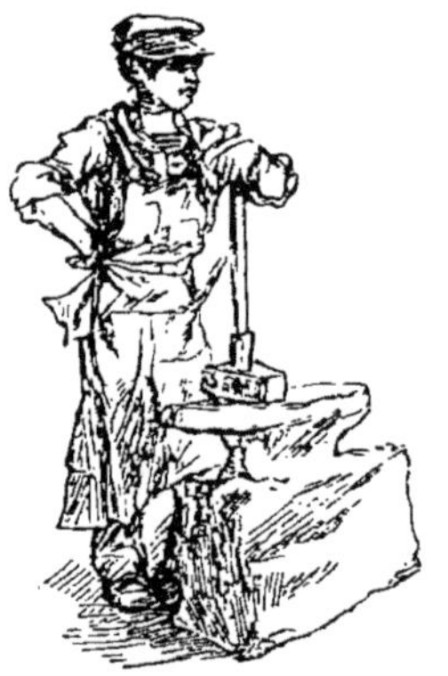

Le forgeron.

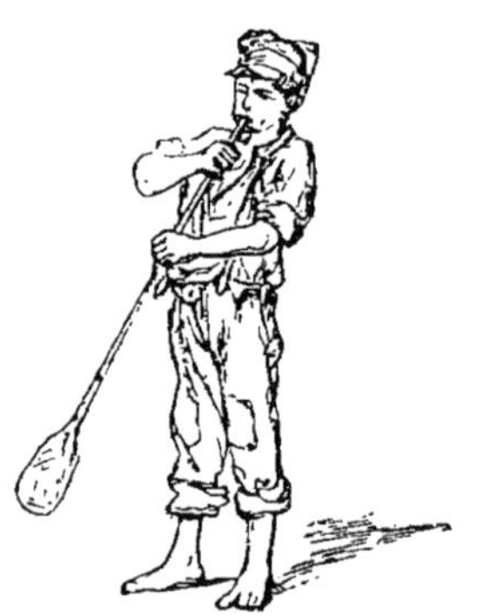

Le souffleur de verre.

à la constitution, aux diverses aptitudes dont on est doué.

Exercice hygiénique. — S'il est vrai que le repos excessif soit préjudiciable à la santé, à combien d'autres dangers un exercice physique mal compris n'expose-t-il pas encore. Sans parler des accidents subits dont il peut être cause, la surexcitation qu'il communique à tous les organes détermine fréquemment l'éclosion de maladies latentes, et presque toujours l'amaigrissement, l'épuisement même, quand l'estomac n'est point capable de réparer aussitôt les forces perdues.

L'exercice le plus efficace est celui que l'on prend en plein air, peu de temps, mais non pas

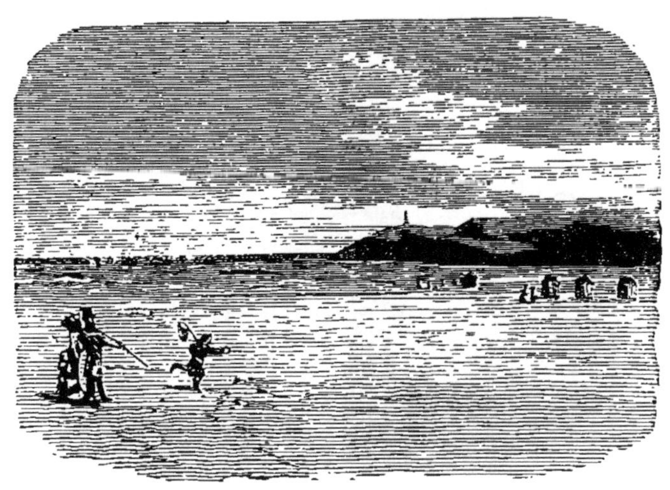

La promenade au bord de la mer.

immédiatement après le repas. Au bien-être qu'il procure on sent qu'il active et facilite toutes les fonctions. La digestion se termine promptement, la circulation s'accélère, un sang plus vif et plus chaud court dans tout le corps.

Contrairement au repos, à l'oisiveté, à la

mollesse, l'exercice amaigrit, mais donne du ton et de la souplesse aux muscles. A ce point de vue, il est indispensable aux enfants délicats et frêles dont il fait souvent, mieux que toute

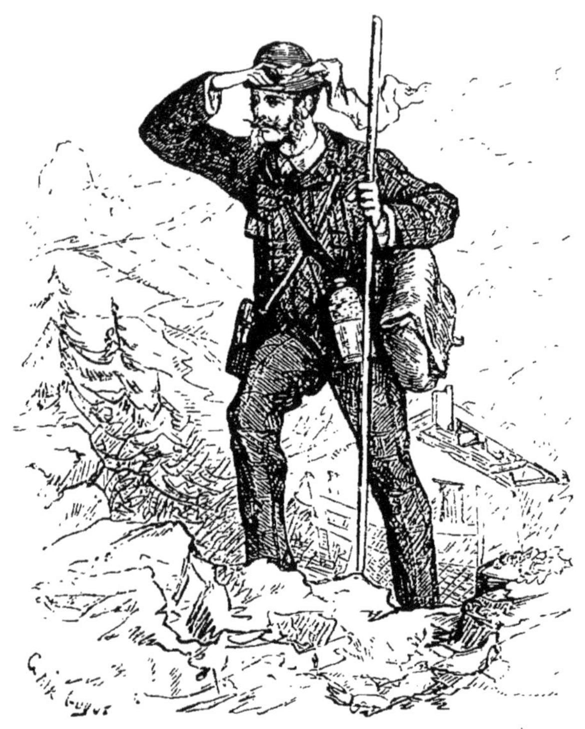

Touriste en campagne.

alimentation tonique, des sujets forts et vigoureux.

Promenades. — Excursions. — Il n'est point nécessaire de s'exposer au moindre péril, ni de risquer le plus simple tour de force, pour faire un exercice hygiénique.

La marche est le plus salutaire auquel on puisse se livrer et je n'en voudrais jamais recommander d'autre que la promenade rurale, entreprise surtout dans un but instructif.

L'herborisation, l'excursion géologique, la chasse aux insectes, aussi profitable à la santé que la chasse au gibier plus sérieux ; l'escalade du rocher où fleurit la plante rare ; le soulèvement de la lourde pierre qui recèle le fossile intéressant ; la course folle à travers buissons et ruisseaux, à la poursuite du papillon qui s'échappe ; tout cela dans la belle campagne baignée de soleil et d'air pur, voilà les exercices par excellence, ceux qui mettent en jeu tous les ressorts, tous les leviers, toutes les aptitudes physiques et morales ; ceux qui toujours nous laissent, enfin, avec le désir de les recommencer, les plus agréables souvenirs.

On ne saurait trop applaudir, à cet égard, à l'heureuse innovation des promenades scientifiques récemment introduite dans les programmes de nos lycées ; à ces voyages annuels sur le littoral ou dans les montagnes, auxquels, pendant les vacances, les élèves des grands établissements pédagogiques sont invités à prendre part; à ces sociétés de touristes, enfin, qui se multiplient de plus en plus et comptent, aujourd'hui, de nombreux adhérents dans toutes les villes.

Ces utiles diversions aux travaux purement intellectuels donnent à la fois, aux jeunes gens, le courage, la science, la vigueur de l'esprit et du corps.

Chasse. — Tout l'entrain, tous les mouvements imprévus et variés de l'excursion scientifique se retrouvent, à un plus haut degré encore, dans l'exercice de la chasse, qui, malheureusement, par son attrait même et la passion qu'elle peut développer, finit, souvent, par détourner de plus sérieuses occupations les sujets aventureux, désœuvrés et prédisposés, d'ailleurs, à la paresse.

Quand il en est ainsi, loin de rester hygiénique, la chasse devient un métier des plus pénibles et trop fécond en accidents. Elle amaigrit et débilite les individus même les plus forts, qu'elle expose, en outre, aux graves maladies engendrées par le froid humide ou le brusque changement de température, aux rhumatismes, aux pleurésies, aux hydropisies articulaires. Les chasseurs endurcis, trop souvent, enfin, prennent de mauvaises habitudes; ils fument, boivent à l'excès, et la rudesse de

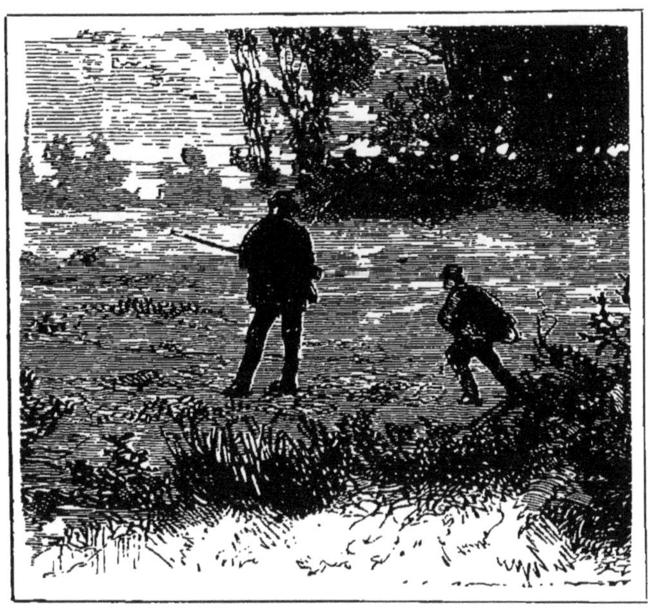

La chasse.

leur mode de vivre ne tarde pas à retentir sur leur caractère et leur esprit.

Equitation. — La promenade à cheval, suivant que l'on s'y livre avec plus ou moins d'ardeur, exerce de même, sur l'économie, une influence bien différente. Dans tous les cas, elle met surtout en jeu les muscles des gouttières vertébrales et ceux des membres inférieurs ; mais l'équitation modérée excite l'appétit, facilite l'assimilation et prédispose à l'embonpoint, tandis qu'il n'est point rare de

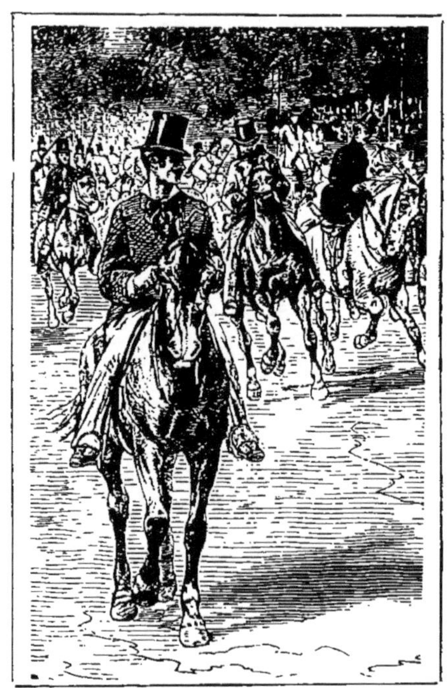

L'équitation.

voir maigrir et se débiliter les personnes qui, chaque jour, poussent cet exercice jusqu'à la fatigue.

Quelques médecins recommandent l'équitation contre les congestions viscérales, les palpitations nerveuses, l'hypochondrie. C'est, en somme, un moyen peu pratique, d'une efficacité douteuse, plus nuisible même qu'utile, dans un grand nombre de cas.

Natation. — A très peu de personnes en-

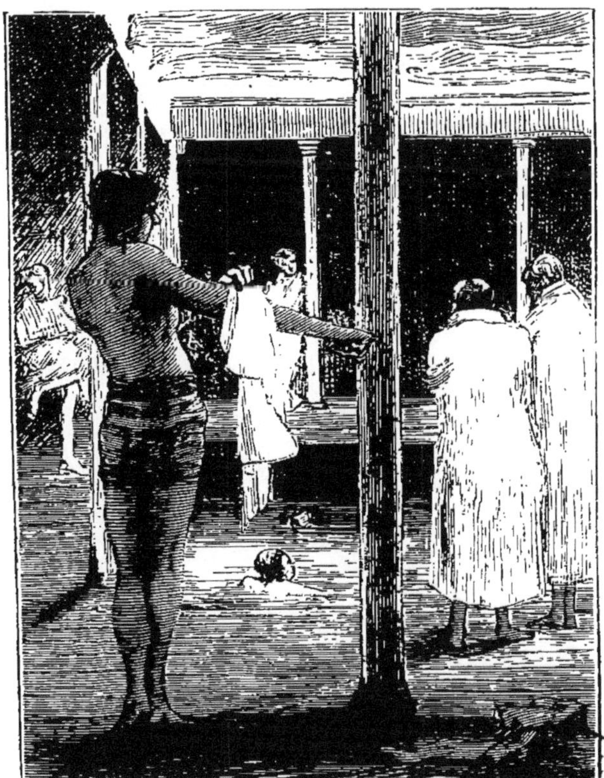

L'école de natation.

core, pour combattre un état maladif habituel, pourraient être favorables les fatigants exercices de la natation. Les adolescents seuls en retirent de véritables avantages, l'exercice dans l'eau froide développant sans chaleur ni sueur leur système musculaire, en même temps que le bain frais agit comme un puissant sédatif sur le système nerveux.

Escrime. — Danse. — Entre tous les

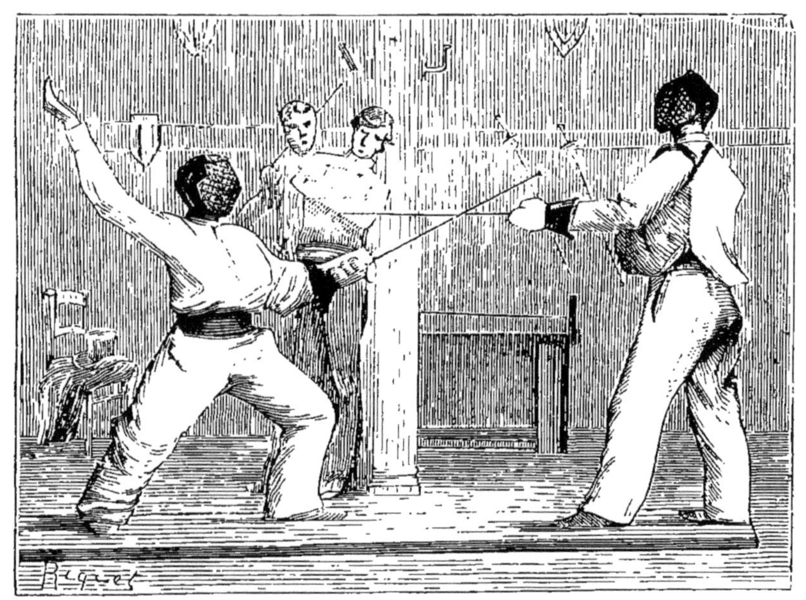

L'escrime.

exercices corporels, l'escrime et la danse sont particulièrement aptes à développer l'agilité, la souplesse, l'aisance et la grâce des mouvements.

L'escrime, en même temps qu'elle exerce les muscles des membres et du tronc, influe très heureusement aussi sur les facultés cérébrales, non seulement parce qu'elle exige une attention soutenue, mais encore parce qu'elle éveille la prudence, la ruse, la hardiesse, toutes les éminentes qualités indispensables à l'homme même le plus fort, au moment du danger.

La danse, au contraire, exerce seulement les muscles des jambes, et ne détermine guère sur le cerveau que de trop vives excitations ; aussi, comme tous les plaisirs mondains dont on abuse, énerve-t-elle bientôt plus qu'elle n'augmente les forces, et ne peut-elle être véritablement comparée, au point de vue hygiénique, aux autres exercices du corps.

Gymnastique. — Telle que la pratiquent, de nos jours, les élèves des lycées et les jeunes gens qui fréquentent les établissements spéciaux, la gymnastique est excellente, en ce sens qu'elle développe méthodiquement et sûrement tous les muscles des membres et du tronc. En les exerçant l'un après l'autre, pour ainsi dire, puis par groupes du même genre, puis simultanément, elle les assouplit en même temps qu'elle coordonne leur jeu ; mais on peut lui reprocher d'être, par sa précision et sa régularité mêmes, un exercice machinal, n'occupant point assez le cerveau et ne laissant aucune place aux mouvements spontanés qui

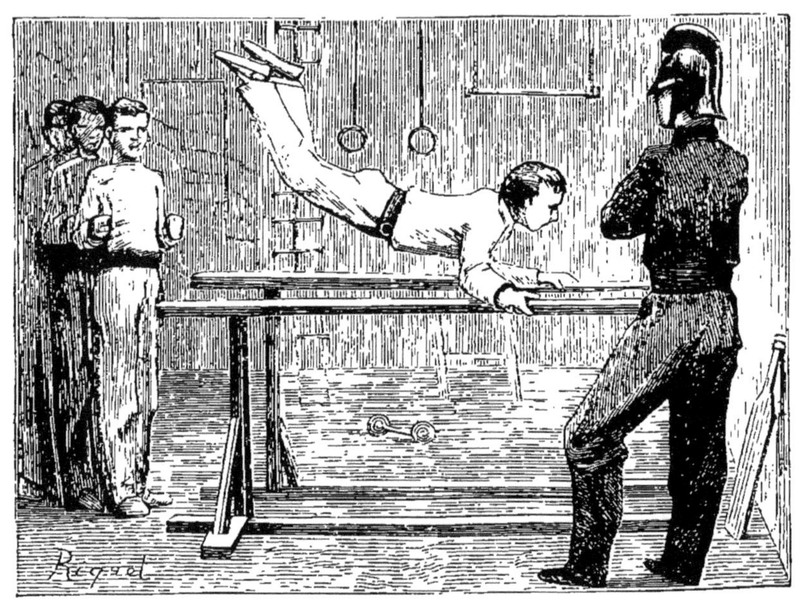

La gymnastique.

s'accomplissent d'instinct sous l'impulsion directe des nerfs, chaque fois que l'on se trouve inopinément en présence d'un obstacle à franchir ou d'un péril à braver.

Sous ce rapport, la chasse et les excursions rurales demandant la présence d'esprit, la sagacité, l'initiative personnelle, sont encore préférables ; et les mêmes considérations doivent faire souhaiter que certains jeux d'écoliers trop dédaignés aujourd'hui, les barres, les quilles, la balle, le volant, etc., qui mettent à la fois en action toutes les puissances musculaires et cérébrales, fassent partie, au même titre que l'haltère et le trapèze, de toute éducation gymnastique bien entendue.

EXERCICE ET TRAVAIL INTELLECTUEL

L'encéphale et la pensée. — Le volumineux noyau de substance nerveuse que nous portons sous les os du crâne, dans la tête, et que nous désignons, pour cette raison, sous le nom d'*encéphale*, est bien, certainement, le siège de l'intelligence et de la pensée. De même que le travail physique est l'œuvre du muscle, le travail intellectuel est l'œuvre du *cerveau*.

S'il est incontestable que l'organe qui se fatigue est aussi celui qui fonctionne, la pesanteur, le mal de tête qui suivent toute pénible étude n'annoncent-ils pas que l'encéphale seul, en cette circonstance, a dû travailler et fournir l'effort d'une application soutenue? Le développement de l'intelligence n'accompagne-t-il point d'ailleurs, pas à pas, le développement de l'organe qui la produit?

L'enfant dont le cerveau n'a point encore acquis toute sa consistance ne possède aussi qu'un esprit faible et limité; l'adulte ne jouit guère de toute sa force intellectuelle qu'à l'époque où il se trouve pareillement en possession de toute sa vigueur physique, c'est-à-dire de la trentième à la cinquantième année; le vieillard, à mesure que son cerveau se ramollit, perd successivement toutes ses facultés morales ; il retombe, comme on dit, en enfance, ne se souvient pas, et ne comprend plus.

Hygiène intellectuelle. — A tout âge, le travail intellectuel prolongé non seulement fatigue le cerveau, mais encore, en le détournant trop longtemps de ses relations avec les nerfs, exerce, sur toute l'économie, une fâcheuse influence.

La plupart des grands esprits sont unis à des corps débiles, et c'est un proverbe populaire que chez les hommes de pensée, souvent, « la lame use le fourreau ».

Une hygiène spéciale convient donc à cette classe de travailleurs, et pour maintenir en eux l'équilibre normal des forces vitales, c'est, avant tout, on le comprend, l'exercice physique qu'ils doivent opposer à l'exercice moral.

Très fréquemment, d'ailleurs, le mouvement, au lieu de ralentir la production intellectuelle, ne fait que l'activer davantage et beaucoup de nos meilleurs écrivains trouvent, en marchant, leurs plus belles idées. Mais, en ce cas, la distraction cérébrale est nulle et l'exercice physique ne contre-balance plus les inconvénients pouvant résulter de ce fonctionnement continu de l'organe de la pensée.

Il est souvent très difficile de détourner complètement de l'esprit d'un penseur le sujet qui le préoccupe. En se promenant, en mangeant, en accomplissant même un travail manuel, il y réfléchit sans cesse ; et le sommeil seul lui procure heureusement le repos qu'il est impuissant à se donner. On peut ainsi prévoir à quels dangers s'expose cet homme si, comme cela n'a lieu que trop souvent, il s'acharne alors à son œuvre et s'oppose, au moyen du café ou de tout autre excitant, au calme réparateur dont il a besoin. Bientôt, des accidents nerveux troublent ses fonctions digestives ; son cerveau s'irrite et s'épuise ; il éprouve les symptômes précurseurs de graves maladies chroniques telles que le cancer, l'épilepsie, le ramollissement cérébral.

Mieux lui vaudrait encore renoncer à tout exercice physique, à la condition de changer

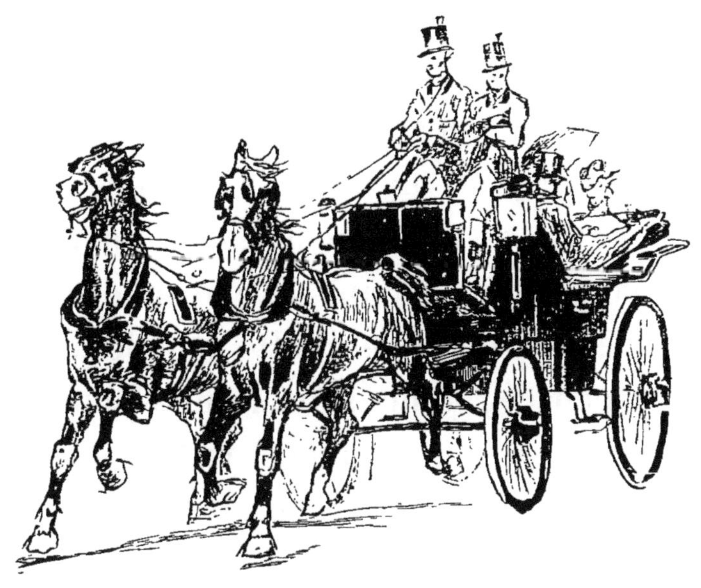

La promenade en voiture.

la nature de ses préoccupations. Beaucoup d'esprits actifs se délassent ainsi, relativement, d'un travail intellectuel par un autre d'un genre tout différent; mais cette singulière distraction ne laisse pas d'être fatigante à la longue, et le repos seul, dans toute son acception, l'exercice quotidien, surtout après les repas, la promenade en voiture, etc., sont les premiers éléments d'une bonne hygiène de l'esprit.

Le choix d'une alimentation rationnelle pourrait être aussi, quoi qu'on en ait dit, extrêmement avantageux aux cerveaux débilités. La substance nerveuse fournissant, à l'analyse chimique, deux ou trois grammes pour cent de phosphore, il est à croire que ce principe joue un rôle d'une réelle importance dans les phénomènes de l'intelligence et de la pensée. « Sans le phosphore, point de cerveau, a dit Moleschott ; sans le cerveau, pas de pensée; donc, sans le phosphore, pas de pensée. » Les aliments riches en phosphore se trouvent ainsi naturellement indiqués pour subvenir aux dépenses occasionnées par un travail cérébral excessif, et parmi ces aliments, les œufs, le lait, les graines des légumineuses, la chair des poissons et des crustacés méritent certainement la préférence.

Repos du système nerveux. — Sommeil. — Intellectuelles ou physiques, toute notre activité, toutes nos forces, dépendent essentiellement du système nerveux qui ne fonctionne avec tant de puissance et de régularité qu'à la condition de réparer, dans un repos quotidien, les pertes que lui coûte le travail continu des organes. Ce repos indispensable, c'est le *sommeil.* Il se fait sentir chaque jour, chez l'homme et les animaux, à l'heure où le jour baisse, où la nuit va faire le silence et cacher à nos yeux tous les objets qui pourraient encore les frapper.

Le besoin de dormir se manifeste par un engourdissement général de l'organisme. Les membres, d'où toute force a disparu, retombent inertes, et refusent de soutenir le corps ; les paupières alourdies s'abaissent sur le globe oculaire, la tête oscille au moindre mouvement et retombe sur la poitrine ou les épaules ; tout sentiment de ce qui se passe s'éteint avec la notion même du *moi.*

Conditions d'un bon sommeil. — Malgré que la nuit et le silence soient généralement favorables au sommeil, un grand nombre de personnes, l'habitude y aidant, s'endorment au milieu du bruit pour se réveiller quand il cesse. Une lassitude modérée entraîne aussi le sommeil ; mais une excessive fatigue corporelle, une trop forte contention de l'esprit, n'amènent que l'insomnie et le malaise.

En bonne hygiène, on devrait se coucher au déclin du jour pour se lever dès l'aube ; mais les conventions et les usages mondains ne le permettent point aux habitants des villes. Tandis que le paysan se délasse, dans son lit, des labeurs de la journée, le citadin cherche à se distraire de ses préoccupations dans les salons, les cercles, les théâtres. Le sommeil, cependant, lui est pareillement indispensable, et ce n'est pas trop qu'il dorme de six à huit heures chaque nuit. On ne saurait, d'ailleurs, à cet égard, établir une loi générale. Le jeune enfant dort beaucoup plus longtemps que le vieillard ; le nouveau-né, dans les premiers mois de la vie, ne fait guère que tetter et dormir.

Dans les pays chauds, où le sommeil de la nuit est fréquemment interrompu, l'on a coutume, dans le milieu de la journée, de faire une courte sieste d'une heure ou deux. En dehors de cette habitude, spéciale à certaines contrées, il est toujours mauvais de dormir après les repas.

Il suffit à beaucoup de personnes de se coucher, pour qu'aussitôt elles s'endorment. Beaucoup d'autres, au contraire, ont grand'peine, habituellement, à trouver le sommeil. Il faut vouloir dormir, quelquefois, et garder l'immobilité la plus complète pour triompher enfin de l'insomnie.

On dort mieux, en général, dans un lit fait à son usage, ni trop mou, ni trop dur, et modérément couvert, que sur une couche même très moelleuse, qui n'est point celle où l'on repose chaque soir.

Repos des organes des sens. — Comme les centres nerveux auxquels ils se rattachent, les organes des sens ne sauraient être trop ménagés; aussi le calme de la nuit leur est-il indispensable pour qu'ils retrouvent, au lendemain, toute leur action et leur sensibilité. Le travail nocturne, d'ailleurs, fatigue beaucoup la *vue* et nécessite bientôt l'emploi de *conserves* ou même de *lunettes* dont les verres doivent être concaves ou convexes, selon que l'œil tend à devenir *myope*, ou *presbyte*, c'est-à-dire qu'il distingue mieux de près ou de loin les objets. Le bruit continu n'est pas moins contraire à l'*ouïe* et par suite à l'encéphale, que la lumière artificielle aux yeux. Il importe donc, pour bien dormir et réellement se reposer, que la nuit, autour de la chambre à coucher, règne le plus profond silence.

Rêve. — Cauchemar. — Le cerveau, pendant le sommeil, peut quelquefois continuer à penser, mais toujours dans une certaine limite. La mémoire nous rend alors des images, des idées perçues à une époque plus ou moins éloignée durant l'état de veille ; mais les sens endormis ne nous permettent pas de comparer aux sensations réelles ces impressions emmagasinées par les cellules du cerveau, ni de les grouper dans un ordre logique et rationnel. De là, des confusions, des mélanges, des combinaisons, des changements d'idées qui constituent le *rêve*.

Au réveil, dès que les organes des sens rapportent au cerveau les vives impressions du monde extérieur, toutes les extravagantes conceptions de la nuit se dissipent et le songe s'évanouit.

Un grand nombre de circonstances influent sur la production des rêves, sur leur forme même et leur durée. Il est bien rare, par exemple, de ne point rêver aux personnes ou aux choses dont on s'est beaucoup occupé pendant la veille. On rêve presque à coup sûr et péniblement, quand on s'endort sur le côté gauche ; et si l'estomac contient encore des aliments quand on se couche, on risque beaucoup d'éprouver cette forme de rêve particulièrement lourd et désagréable que l'on a désigné sous le nom de *cauchemar*.

Le corps est-il, au contraire, bien disposé, l'esprit libre, le sommeil calme, souvent le rêve se manifeste avec une netteté, une succession d'images parfaitement logique, et telles personnes trouvent ainsi d'heureuses idées, d'excellentes inspirations qui ne leur fussent peut-être pas venues à l'état de veille. On a donc bien raison de le dire : « La nuit porte conseil. »

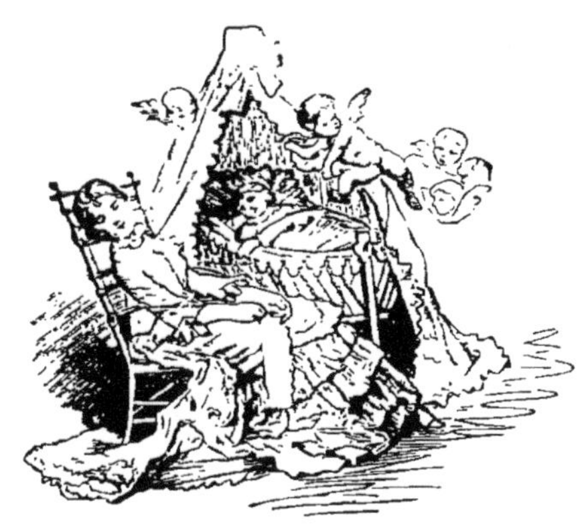

APPENDICE

MÉDECINE D'URGENCE

PREMIERS SOINS A DONNER EN ATTENDANT LE MÉDECIN

Secours aux noyés.

Pour secourir utilement et ranimer un noyé, le premier soin à prendre est de le déshabiller le plus rapidement possible. Il ne faut pas hésiter à déchirer, à couper les vêtements pour avoir plus tôt fait. On le couche alors sur le côté, en maintenant sa tête un peu haute. Cette position lui permet de vomir l'eau qu'il a bue et facilite la sortie de tout le liquide contenu dans les voies aériennes.

Aussitôt que le noyé sera débarrassé de ses vêtements, on s'efforcera de le réchauffer par tous les moyens possibles. Si l'on ne peut se procurer du linge chaud, une couverture, des serviettes, des briques ou des fers à repasser chauffés aussi ; si l'on n'a pas même la ressource de coucher et de rouler le malheureux dans le foin ou la paille, il faut que les assistants l'enveloppent de leurs paletots et de leurs gilets, car la chaleur est tout à fait indispensable.

En même temps, on relèvera, au moyen d'une cuiller, la base de la langue qui souvent pèse sur le larynx et peut obturer le conduit de l'air ; on chatouillera la luette pour favoriser le vomissement de l'eau avalée, et l'on aura recours aux frictions sèches pour rétablir la circulation du sang. Les frictions ne doivent jamais être négligées. C'est un des meilleurs moyens à mettre en pratique.

Si la respiration, cependant, ne se hâte pas de se rétablir, il faut s'empresser de la rappeler, en faisant exécuter à la paroi thoracique des mouvements artificiels d'inspiration et d'expiration. Pour y parvenir, on couche le noyé sur le dos ; on place un coussin, un rouleau sous ses épaules, et l'on s'installe commodément au delà de la tête afin d'exécuter avec régularité les mouvements d'élévation et d'abaissement.

On saisit les deux bras au-dessous du coude ;

on les élève sans brusquerie; on les porte rapidement en arrière, puis on les ramène doucement sur les côtés de la poitrine pour recommencer presque aussitôt le mouvement d'élévation.

Si tous ces moyens ne produisent aucun résultat, il faut, sans tarder, recourir à l'insufflation. On insuffle de l'air dans les poumons d'un noyé soit à l'aide d'un tube, soit au moyen d'un soufflet; mais il faut, alors, agir très modérément, pour ne point remplir la poitrine outre mesure, et provoquer ainsi la déchirure des cellules des poumons. L'insufflation bouche à bouche, que l'on pratique en collant ses lèvres à celles du noyé pour souffler de l'air dans sa gorge, peut être, en ce cas, employée avec avantage. Le chatouillement des narines avec les barbes d'une plume, un flacon d'ammoniaque dont on fait sentir les vapeurs irritantes, sont enfin de petites ressources que l'on ne doit point négliger.

Secours aux asphyxiés.

Tous les moyens à mettre en pratique contre

l'asphyxie des noyés : *frictions, respiration artificielle, insufflation, etc.*, peuvent être efficacement employés à secourir les personnes étouffées, pendues, asphyxiées par les émanations délétères, le manque d'air, ou le gaz du charbon.

Dans tous les cas de ce genre on ne saurait trouver rien de mieux que le grand air pur pour soulager le malade ; aussi faut-il se hâter de l'y transporter et de recourir à l'insufflation en même temps qu'à la respiration artificielle. On ne doit pas craindre, en ce cas, de s'armer d'un soufflet de cuisine, d'y adapter un tubé recourbé dont on introduit l'extrémité dans le larynx du patient, puis d'injecter de l'air dans les poumons, graduellement et sans secousses, de façon à imiter aussi bien que possible le jeu de la respiration.

Secours aux empoisonnés.

Dans tous les cas d'empoisonnement, une indication formelle se présente : *faire vomir* au plus tôt le malade en lui chatouillant le fond de la gorge, ou par l'administration d'un *vomitif*

(5 à 10 centigrammes d'émétique, dans trois verres d'eau tiède à dix minutes d'intervalle). Après quoi, selon la nature du poison, l'on se hâte de recourir aux moyens suivants :

1° *Contre les poisons irritants et corrosifs : Acides concentrés*, *eau-forte*, *vitriol*, *eau de javel*, *allumettes* ou *phosphore*, *arsenic et ses préparations*, *sels de cuivre* ou *vert de gris*, *iode*, *alun*, *nitrate d'argent* ou *pierre infernale*, etc. : Faire promptement vomir. Délayer deux cuillerées à bouche de *magnésie* dans un litre d'eau, à prendre par verres, toutes les deux ou trois minutes. A défaut de magnésie délayer de la *craie* ou mieux deux ou trois *blancs d'œufs*. Lait coupé. Cataplasmes émollients sur le ventre.

2° *Contre les alcalis caustiques : Potasse*, *soude*, *chaux*, *contre le cyanure de potassium* et *l'acide prussique :* Faire vomir. Administrer deux cuillerées à bouche de *vinaigre* dans un verre d'eau. Limonade au citron. Le poison neutralisé, recourir aux boissons émollientes : lait coupé; bouillon de veau.

3° *Contre les poisons narcotiques : Opium*, *laudanum*, *morphine*, *pavots*, etc. : Faire vomir par l'émétique. Donner du *café noir* par tasses, tous les quarts d'heure. Même infusion en lavements. Frictions, sinapismes, pour combattre l'assoupissement. Purgatif doux.

4° *Contre les poisons stupéfiants ou narcotico-âcres : Champignons, tabac, belladone, jusquiame, datura, cigüe, digitale; contre les moules, les poissons vénéneux, les viandes gâtées*, etc. : Faire vomir. Purger ensuite avec *eau de Sedlitz* ou *sel de cuisine* 40 grammes ; infusion de tilleul ou de thé, additionnée de quelques gouttes d'éther.

Dans tous les accidents de ce genre, en somme, il importe de faire évacuer au plus vite le poison. Ce premier résultat obtenu, l'on peut, avec beaucoup plus d'assurance et de présence d'esprit, s'occuper des moyens secondaires.

Secours aux blessés.

Dès qu'une personne, chez elle ou dans la rue, est victime d'un accident, chacun s'empresse, instinctivement, de lui porter secours. Pourquoi faut-il qu'un sentiment si louable et tant de bonne volonté soient trop souvent inutiles au malade, quand ils n'augmentent même pas ses souffrances ou n'aggravent pas sa situation? C'est, malheureusement, qu'en pareil cas, pour trop bien faire, on risque de faire beaucoup plus mal. Relevé par des aides inhabiles, tel malheureux qui vient de se casser la cuisse ou le bras succombera peut-être aux suites de sa blessure, quand, avec quelques précautions, il eût sans doute été sauvé.

Dans un membre fracturé que l'on saisit au hasard, on détermine fatalement des douleurs et des désordres épouvantables; au cas d'une fracture de la colonne vertébrale, le blessé, mal soutenu, peut immédiatement expirer entre les bras de ceux qui pensaient le secourir.

Avant d'enlever de terre une personne blessée, il est donc indispensable, si l'on soupçonne une fracture, de s'assurer d'abord du siège de la lésion, afin, si c'est possible, d'appliquer aussitôt un appareil provisoire qui prévienne l'écart des fragments. Une ou deux personnes, en tous cas, auront soin de maintenir dans l'immobilité la plus complète le membre fracturé, tandis que deux ou trois autres prendront le blessé sous le siège et les épaules pour le coucher sur un brancard.

Pansement des plaies. — Contusions. — Le pansement des plaies simples n'offre point, en général, de grandes difficultés et toute personne intelligente, douée d'un peu d'adresse, serait apte à le pratiquer ; mais il existe sur cette opération de petite chirurgie un grand nombre de préjugés qu'il faut bien se garder de suivre, sous peine d'aggraver considérablement la situation d'un malheureux blessé.

La *contusion simple*, sans déchirure des tissus, n'offre d'abord, même quand elle intéresse une surface relativement considérable, que l'application de quelques topiques résolutifs. L'*eau fraîche* en ce cas est le meilleur des médicaments dont on puisse faire usage ; mais il est toujours bon, pour exercer sur les tissus une astriction utile et favoriser ainsi la résorption du sang épanché, d'y mêler une petite quantité d'arnica, de thymol, d'extrait de saturne, ou même de simple eau-de-vie si l'on n'a pas autre chose sous la main.

Hémorrhagies. — Avant tout, cependant, si la plaie consiste en une solution de continuité plus ou moins étendue, *coupure*, *piqûre* ou *déchirure*, il est indiqué d'en rapprocher les lèvres le plus tôt possible, afin d'en obtenir la réunion immédiate ou d'arrêter au moins l'*hémorrhagie*, assez abondante, quelquefois, pour occasionner une syncope, sinon des accidents plus sérieux.

Après avoir lavé la blessure à l'eau fraîche, on affronte donc ses deux bords, et l'on s'efforce de les maintenir au contact au moyen d'un appareil approprié. Si la plaie est d'une médiocre étendue, et l'écartement peu considérable, de simples bandelettes de *diachylon* ou de *taffetas d'Angleterre*, transversalement placées, suffisent à prévenir tout déplacement. Sur certains points du corps, d'ailleurs, ce premier appareil peut être soutenu par l'application d'une bande de toile plus résistante, et quand la réunion immédiate est possible, la soudure est assez rapide pour que la contention devienne inutile après deux ou trois jours.

Les plus dangereuses des hémorrhagies

sont celles qui dépendent de la lésion de la principale veine d'un membre. Elles sont plus redoutables que la lésion de l'artère correspondante, car on ne peut pratiquer la ligature de la veine sans s'exposer à faire périr le blessé. Il est urgent, dans tous les cas, de mettre un terme à l'hémorrhagie aussi vite que possible, et surtout avant que les accidents généraux graves, le refroidissement, la décoloration de la peau, les vomissements, les vertiges aient pu se manifester.

Pour y parvenir, on aura recours d'abord aux divers hémostatiques : à l'*eau froide,* à la *glace,* à l'*amadou*, à la *charpie* imprégnés de *perchlorure de fer* liquide, plus ou moins coupé d'eau. Ces agents sont-ils insuffisants, on se hâte, si l'hémorrhagie est inquiétante, de pratiquer la *compression* de l'artère, soit à l'aide des doigts, des deux pouces appliqués l'un sur l'autre, si l'on peut saisir à pleines mains la région occupée par le vaisseau, soit au moyen d'un bandage étreignant le membre et maintenant en place une pelote un peu dure, dont la pression sur l'artère ou la veine arrête le cours du sang.

Perte de connaissance. — La *syncope* et la *défaillance* étant ordinairement déterminées par la brusque anémie du cerveau, presque toujours il suffit, pour les faire cesser, de coucher horizontalement le malade. On aurait recours, au cas où l'accident se prolongerait, aux aspersions d'eau fraîche sur le visage, aux frictions sur la poitrine, aux applications de sinapismes sur les membres, aux inspirations nasales de vinaigre, d'ammoniaque ou d'éther.

Règles à suivre en temps d'épidémie.

Malgré les minutieuses investigations poursuivies par un grand nombre de médecins et de naturalistes, nous ne savons encore pas bien sûrement quels sont les *germes* ou les *microbes* des maladies épidémiques les plus graves, la *diphthérie*, la *fièvre typhoïde*, le *choléra;* mais nous sommes, dès maintenant, assez certains de la nature de ces maladies pour n'avoir plus aucun doute sur les meilleurs moyens de les prévenir et de les combattre.

Diphthérie. — Croup. — Au seul nom du *croup* tremblent toutes les mères ; et trop souvent, en effet, ce terrible fléau vient cruellement justifier leurs terreurs, donner raison à leurs alarmes. Une épidémie diphthéritique éclate-t-elle dans un quartier, qu'aussitôt les mères dont les enfants sont débiles et chétifs redoublent donc de vigilance et de zèle! Contre la maladie régnante, il est indispensable de mettre en pratique, chez soi, toutes les précautions hygiéniques pouvant s'opposer à l'accès des germes malfaisants : alimentation saine et tonique, assainissement de l'habitation, propreté minutieuse : et si par surprise ou malgré ces efforts, la diphthérie se manifeste dans la famille, que le malade, immédiatement isolé, soit placé dans une chambre claire, aérable et souvent désinfectée, aussi bien que le lit et les linges de pansement, au moyen du thymol, du chlorure de chaux, de l'acide phénique.

Les personnes veillant auprès du patient éviteront, en appliquant les topiques, d'exposer leur visage aux matières contagieuses qui pourraient être projetées de sa bouche, et pendant quelques secondes, même, suspendront alors, s'il est possible, leur respiration. Elles devront, en outre, fréquemment se laver les mains et ne communiquer avec d'autres personnes, de jeunes enfants surtout, qu'après avoir changé de toilette.

Fièvre typhoïde. — L'hygiène pourrait être toute puissante contre la *fièvre typhoïde*, si les administrations ayant à charge l'entretien de la salubrité publique veillaient attentivement à la propreté des maisons et des rues, au curage des égouts, à la pureté des eaux potables, à la suppression des logements insalubres, trop communs encore dans toutes les grandes cités.

En temps d'épidémie, la désinfection des cloaques, des ruisseaux, des voies publiques est d'urgence absolue, et l'on doit, individuellement, se garantir du poison, en mêlant chaque jour, à l'eau des ablutions, quelques cuillerées d'un bon antiseptique.

Des soins de propreté plus minutieux encore sont indispensables au malade, qui, placé dans une chambre vaste, aérée et désinfectée deux ou trois fois par jour, sera fréquemment changé de draps, de linges, de lit s'il est possible, et promptement débarrassé des vases qui auront reçu ses déjections.

Choléra. — Les moyens à mettre en usage contre le *choléra* sont aussi d'autant plus efficaces qu'ils sont plus simples et plus rationnels. Manger sobrement et des substances de bonne qualité ; se défier des crudités, de la salade, des fruits verts ; ne se servir, pour couper le vin, que d'une eau fraîche, claire, ou faiblement minéralisée ; à défaut, d'eau de puits ou de rivière que l'on aura préalablement fait bouillir ; éviter toute inutile dépense de forces, tout écart de régime, tout excès ; rester suffisamment et chaudement vêtu ; rien n'est plus facile en somme ; et si l'on ajoute à ces soins hygiéniques une minutieuse propreté de soi-même et de sa maison, l'on aura les plus grandes chances d'échapper aux atteintes de l'épidémie.

Pour remplir ces dernières indications, l'on n'a plus, aujourd'hui, que l'embarras du choix, entre les agents antiseptiques. Pour les grandes dépenses, la désinfection des cloaques et des rues, l'on utilisera les solutions au chlorure de zinc, au sulfate de fer ou de cuivre, très actives et tout à fait dépourvues d'odeur. Dans l'habitation et pour la toilette corporelle, on donnera la préférence à l'acide thymique ou thymol, non-seulement parce qu'à poids égal il est six fois plus actif que l'acide phénique, mais en raison aussi de son parfum, très agréablement aromatique.

Le choléra, dans les trois quarts des cas, débutant par une cholérine assez justement qualifiée de « diarrhée prémonitoire », il est, d'ailleurs, toujours prudent de couper court à cette diarrhée aussitôt qu'elle commence à se manifester. On y parvient, ordinairement, sans peine, en prenant, le plus tôt possible, *huit à dix gouttes de laudanum* dans une cuillerée d'eau sucrée; puis successivement, si la cholérine continue, *deux à trois grammes* de *sous-nitrate de bismuth* avec quelques gorgées d'une infusion chaude de menthe, de thé, de mélisse, additionnée de rhum ou d'eau-de-vie.

TABLE MÉTHODIQUE DES MATIÈRES

Les astérisques désignent les questions inscrites au programme officiel.

AGENTS ATMOSPHÉRIQUES.

ALIMENTS.

VÊTEMENTS. — SOINS DU CORPS.

HABITATION.

EXERCICE ET TRAVAIL PHYSIQUE.

EXERCICE ET TRAVAIL INTELLECTUEL.

APPENDICE. — MÉDECINE D'URGENCE.

TABLE DES GRAVURES

580-84. — Corbeil. Typ et stér. de Crété.

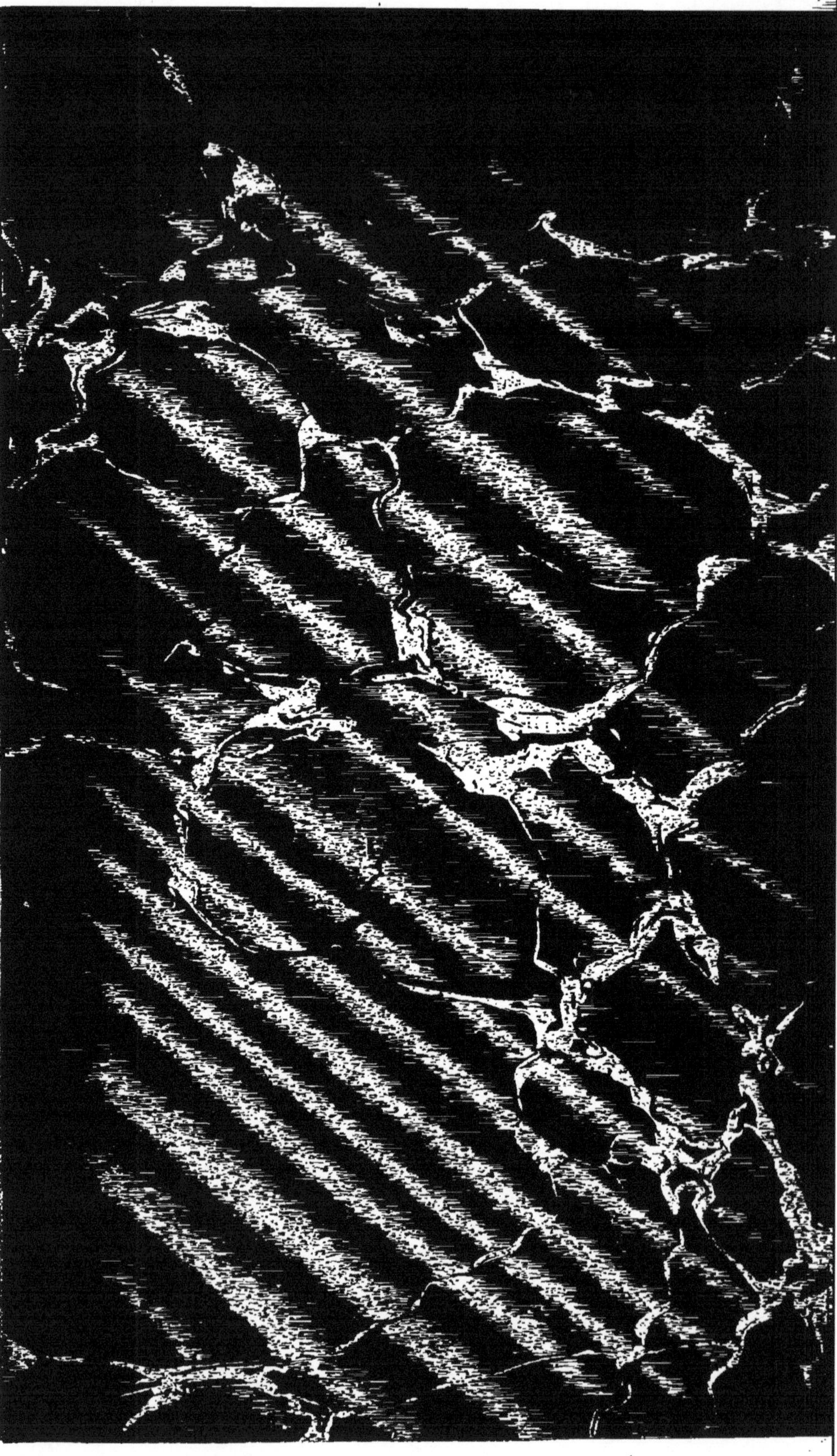

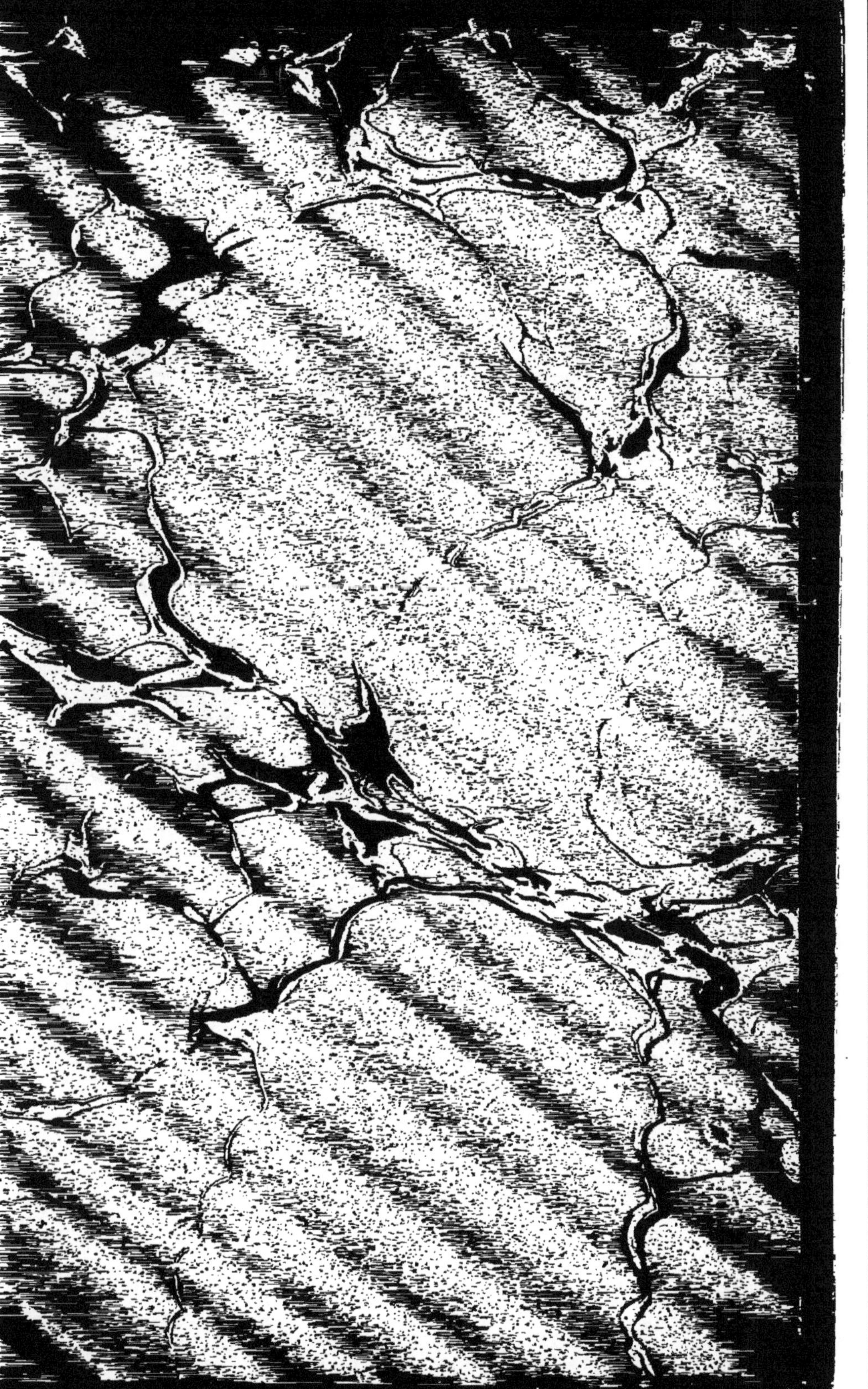

BIBLIOTHEQUE NATIONALE DE FRANCE
3 7531 00961945 4

www.ingramcontent.com/pod-product-compliance
Ingram Content Group UK Ltd.
Pitfield, Milton Keynes, MK11 3LW, UK
UKHW021055200726
13857UKWH00003B/925

9 782011 775573